JN046190

直感で始める診断推論

向上のための誤診を恐れるな！

著 生坂政臣
千葉大学医学部附属病院
総合診療科教授

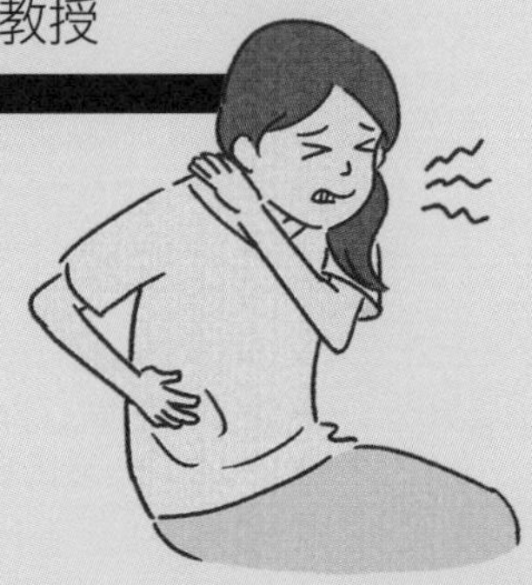

謹告

序

私が研修医の頃には概念の片鱗すらなかった診断推論が今日，日常的に語られるようになったのは，その普及の一端を担った者として感慨深い。しかし，診断推論が学問として確立していくにつれ，関係者しか理解できないニッチな領域に入りつつある懸念も抱いている。

診断方略と銘打った総合診療系の書籍にはSemantic Qualifierや種々のヒューリスティックバイアス名などが飛び交い，難解な症例がこれらの外来語でさらに理解困難になっては本末転倒である。私自身，今も昔も実際の診断の大半は直感で行っており，方略を意識することはほとんどない。誤解を恐れずに言えば，これらの診断方略は後付けの大盤解説のための方便と考えてもらってよい。そもそも方略だけで診断できる疾患はひとつもない。診断はきわめて領域特異性が高く，ある領域の診断に長けた熟練医が別の領域で同様の診断力を発揮できるわけではないことからも明白である。

私は1990年代後半に聖マリアンナ医科大学の総合診療部門の立ちあげに参画し，当時はまだ珍しかった外来カンファレンスを始めた。種々の診断方略が世に出る前であり，単に誤診症例を共有しただけの日々の勉強会であったが，1年足らずで参加者の診断力は飛躍的に向上した。このことは診断教育に方略は必須ではなく，誤診の診療過程を忠実に再現した司会進行と，指導医のエクセレンスとして明日から使えるtake-home messageがあれば十分だということを示している。

一方で，医師国家試験受験直後の研修医の診断能力が高くないことからわかるように，診断には知識とスキルの両者を必要とするが，知識の個別性は確かに自明であるものの，他領域に転移可能な診断スキルが存在するのであれば，知識の補足を前提に領域を超えた診断力を獲得しうる。一般に転移可能なスキルとは，コミュニケーションや情報リテラシーなどの領域横断的な汎用性が明らかなスキルと，個々のプロフェッショナルな仕事の文脈で発揮されるスキルに分類される。後者のスキルは経験によって獲得される暗黙知であるが，それらを方略として言語化できれば，領域特異性を超える教育効果が得られるかもしれない。

本書を手に取って下さった読者に推論方略を後回しにして，まずは今日からできる直感診断を提唱したい。大切なのは直感を繰り返し修正しながら，その都度，間違った理由を仲間と言葉にすることである。第1章でその具体を説明し，第2章以降で症例を挙げながら，診断方略についてできるだけの言語化を試みた。次の症例検討会や診察から診断推論とやらをちょっとやってみよう，という気持ちになって頂ければ幸いである。

2022年2月

生坂政臣

CONTENTS

第10章　誤診回避の方略　117

第１章

直感を活かす

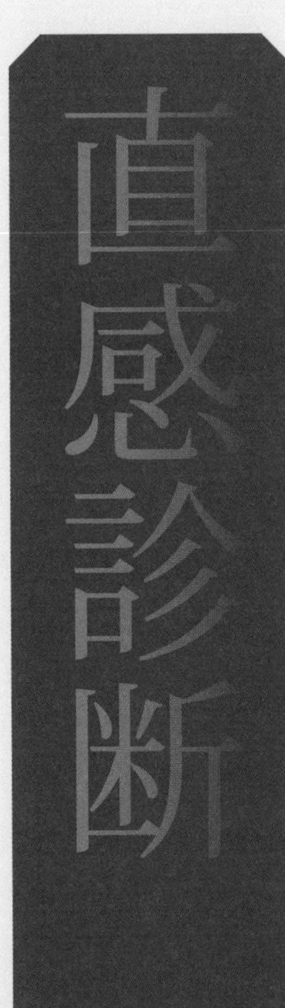

1 直感で始める診断推論

問診票から次の情報が得られた。

症例 75歳男性：3カ月前からの高CRP血症で紹介受診

この症例について，この情報だけで診断してみよう。検査値異常が主訴となっているので，自覚症状に乏しいケースと言える。ただし，時に高齢者は我慢強く，あえて症状として訴えないことがある。

これらを勘案して，直感で高齢者の慢性炎症性疾患の代表であるリウマチ性多発筋痛症（polymyalgia rheumatica：PMR）を想起したとしよう。想起できたら速やかにPMRに感度の高い症候の有無を尋ねて，この疾患仮説を維持するか棄却するかを決める（☞後述の「6．感度と特異度」p10参照）。PMRに感度の高い症候は，その疾患名が表すように全身の筋肉痛である（良性発作性頭位めまい症など，疾患名に感度が高い情報が含まれていると助かる）。この患者は筋肉痛の存在を完全否定した。PMRにおける筋肉痛は疾患の定義であり，感度は100％に近いので，この段階でPMRを棄却して別の疾患仮説を立てる。

続いて直感で，あるいは高齢者の慢性炎症性疾患という理由で巨細胞性動脈炎を想起したとしよう。旧名である側頭動脈炎の通り，発症初期は強い側頭痛を生じるが，頭痛が治まった数カ月後に高CRP血症が発見された場合は，担当医だけでなく患者自身も頭痛と関連づけられないことがある。そこで，この1年間で頭痛を経験したか否かを尋ねてみる。患者はこれも否定した。頭痛も側頭動脈炎の本質的な症状であり，ほぼ感度100％と言えそうなので，さらに別の疾患仮説を立てたいところであるが，1

年前の症状を覚えている高齢者ばかりではない。それに加えて，近年，同様の病態は中サイズの血管である側頭動脈でなく，大血管を侵すタイプや明らかな虚血症状を呈さないタイプの存在が注目され，巨細胞性動脈炎として総称されるようになった。つまり無症状であったとしても巨細胞性動脈炎は否定できないのである。身体診察で異常を認めない場合，次のステップは血管の炎症を発見するための全身PET-CTとなるが，高額検査に踏み切る前にもう少し鑑別を拡げてみよう。

この他に想起しうる高齢者の慢性または再発性炎症性疾患として，偽痛風，副腎不全，感染性心内膜炎，結核，悪性リンパ腫などがあり，患者から順次得られる情報がどれに近いのか判断しつつ，感度・特異度の高い質問を適宜放ちながら，疾患を絞り込んでいく。

1. 実際は……

この患者を担当したチームはPMRと巨細胞性動脈炎を疑い，それぞれ筋肉痛と頭痛を患者が否定したために，ついで感染性心内膜炎を疑ったが，身体診察や心エコー検査でも明らかな異常を認めず，私のもとへ相談に来た。

私はヒトの思い込みの強靭さを経験していたので，患者本人が痛みを年のせいだと信じている場合，尋ねられても頑固に否定しうると考え，全身を裸にして診たかをチームに確認した。チームは「頭頸部はもとより心音と呼吸音をしっかり聴くためにシャツをたくし上げて診察した」と答えた。それでは不十分だと感じた私は一緒に診察室に入り，**上半身裸になってもらった**ところ，両肩から腕に貼ってある**多数の湿布**を確認した（図1）。患者に筋肉痛は存在したのである。**上着を脱ぐのも一苦労**だったので，その

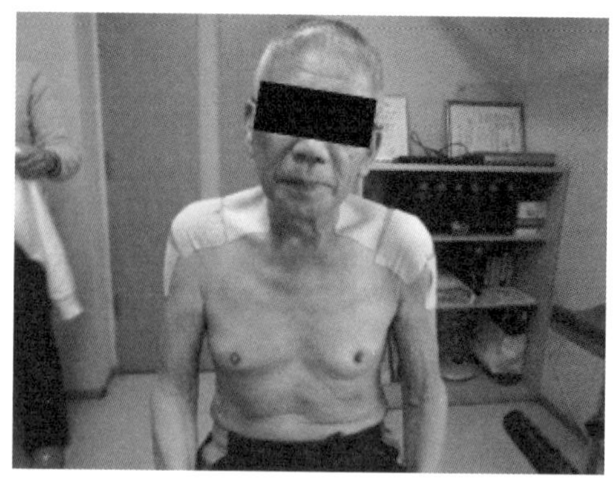

図1 患者はウソをつく?

所作を目の当たりにすれば湿布を貼っていなくともPMRを疑えたであろう。時間はかかるが，診察室での衣服の着脱や移動は手助けせずに患者自身にやってもらい，一挙手一投足を観察する機会としたい。

診断をPMRとし，少量のプレドニゾロン15mg/日を開始したところ48時間以内に発熱と，それまで年のせいだと信じていた全身の痛みがウソのように消え去り，大変喜んで下さった。2年ほどでプレドニゾロンをテーパリングオフして現在に至っている。

2. ピットフォール

この症例でチームは誤診したことを認識し，その理由は多忙だったために上半身を裸にしなかったことと，疾患を想起していたものの，痛みはないという患者の言葉を信じてしまったことを共有した。このチームはPMRの疾患スクリプト（☞コラム1「疾患スクリプト（illness script）」p15参照）である「高齢者の近位筋の痛みと慢性炎症」に併せて，「高齢者は慢性化した痛みを年のせいにして訴えないことがある」というピットフォールを確認し，次の患者にのぞむことになった。

アンケート調査では3割の患者がウソをついたことがあると答えており[1]，病歴には本例のような患者の思い込みや誤った解釈に基づく情報だけでなく，意図的なウソも含まれていることを認識しておく必要がある。

2 診断力を高めるための誤診のススメ

1. 誤診を認識する

本書で提唱したい診断推論の全体像を図2に示す。まず診察開始時のなるべく早い段階で疾患を想起する。ついで追加される情報によって想起した疾患の維持または棄却を繰り返す。最終的に誤診であった場合は誤った理由を言語化し，疾患スクリプトを修正する。このサイクルを繰り返しながら疾患スクリプトを

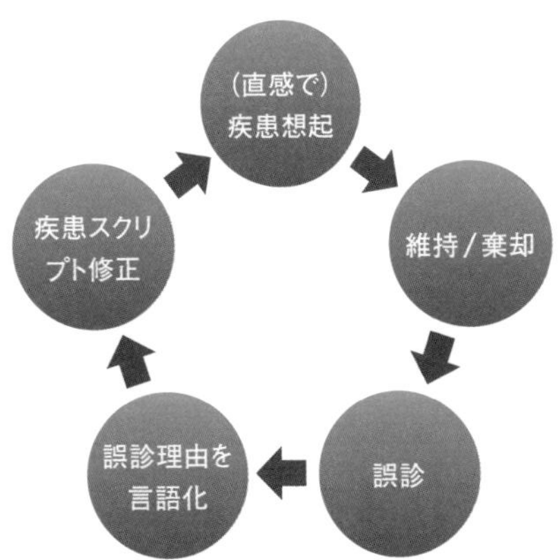

図2 直感で始める診断推論の流れ

洗練し，直感の精度を上げていくのが狙いである。

正しく診断できた場合も，その理由を言語化すると，それまでの疾患スクリプトの強化と洗練に繋がるが，誤診した症例からの学びには及ばない。そもそも本書は正診できるエキスパートを対象とはしていないので，誤診を前提とした記述になることをご了解頂きたい。

このサイクルで最も重要かつボトルネックになるのが，誤診を正しく認識するところである。ある調査によると医師の14％は誤診経験なしと答えているが[2)]，おそらくその多くは誤診に気づいていないと思われる。米国では救急医が自覚している正診率は99％だが，実際の正診率は60％以下だったとするめまい患者の報告もある[3)]。

自身の診療の振り返りと時間軸を利用した観察で誤診を認識できる場合もあるが，一般には指導医や同僚などからのフィードバックがある環境を要する。幸か不幸かプライマリ・ケアで診る疾患の多くが自然治癒する良性疾患であり，下した診断の正誤を判定しづらいので，一度はどこかでコモンディジーズについての研修をすることをお勧めする。診断がつかなくても治ればよい，という発想では，軽症疾患を装った重症疾患にいつか足下をすくわれる。

また本書で述べる推論法は診療情報を小出しにするスタイルの症例検討会でも威力を発揮するので，特に初学者は安心して誤診できるカンファレンスのような場での鍛錬から始めて欲しい。

2. 病歴で8割，問診票だけでも6割の症例で診断のあたりがつく

まず確認しておきたいのは，診断推論において最も重要なのは病歴だということである。過去の報告では一般内科外来の約8割

は病歴で診断がつき，次の1割が身体診察，そして残りの1割が検査で診断がつくと言われている[4)]。私どもの教室で行った研究でも同様の結果が得られており，さらに**問診票の情報だけでも初学者で4割弱，熟練医では6割以上の症例で診断のあたりがつくことがわかっている**[5)]。身体診察も全身にわたって行うとかなり時間がかかる上に，その目で見なければ明らかな異常所見ですら見落としてしまう。画像・映像と比較して認知負荷が少ない言語情報で，診断のあたりをつけることが重要である。

3. 年齢・性別・主訴＋αの情報だけで疾患を想起する

まず問診票，あるいは病歴冒頭の年齢・性別・主訴＋αの情報だけで疾患を想起する。すっと浮かばない場合でも何らかの疾患を捻り出してみる。どうしても浮かばない場合は感染症，悪性腫瘍などの病態の括りでもよいし，器質性なのか心因性なのか，でもよい。

病名が自然に浮かぶ場合は直感，すなわち何らかのヒューリスティックが介在していることになる(☞第10章p125参照)。たとえば症例検討会で巨細胞性動脈炎を学習した直後に高齢の頭痛患者を診れば，普通はその疾患が頭に浮かぶ。直感の確率を実際よりも高く見積もっている状態，すなわちヒューリスティックバイアスがかかっているが，それを良しとするのが本書の主旨である。直感が働かず，何らかの疾患を捻り出さざるを得ない場合は，有病率が高い疾患が望ましいが，低頻度疾患であっても気にすることはない。**推論を始めるに当たって起点となる疾患仮説を作っておくことが重要であり，そうすれば診断推論の中核をなす仮説演繹法に持ち込むことができる。**

頑張っても何も思いつかない場合は，診断方略が必要になるが，疾患各論を学習していれば，医学生でも何らかの疾患や病態は想起できるはずである。逆に複数の疾患が容易に想起できる場合でも，最も可能性が高い疾患1，2個に絞ったほうが推論を進めやすい。

4. 早期に疾患仮説を想起する重要性

医学生を対象とした国外の研究では，病歴聴取初期にあたりをつけた学生は，そうでない学生との比較で4～9倍正しく診断できている[6)]。当教室で行った研究でも同様の結果が得られた[7)]。

早期疾患想起にはヒューリスティックバイアスによる誤診のリスクもあるが，何も思い浮かべずに病歴聴取を終え，身体診察に進み，検査を行うよりは，はるかに良い結果が出ることを示している。私自身の推論を振り返っても，無理にでも疾患仮説を立てた場合は，仮説の維持と棄却を刻々と判断しなければならないので，結果として患者の話に集中することになり，診療の精度自体が上がる実感がある。

他方，診断の手掛かりが出るのを待ちながら患者の話を聞くスタイルでは，疾患仮説に基づく効果的な閉鎖型質問(ハイ，イイエで患者が答える質問)ができないし，そもそも病歴自体に疾患特異性の高い情報が含まれることは稀なので，最後まで疾患仮説を立てることができない。

疾患仮説を立てないまま身体診察を行うと，明らかな所見でも見落とすリスクが高まり，検査も絨毯爆撃となる一方で必要な項目に漏れが生じる。どこかで運良く診断できたとしても偶然の要素が大きく，次の診察に繋がる診断力は身につかない。学生や研修医を対象とした症例カンファレンスでも同様であり，情報を小出しにして鑑別を挙げさせたほうが，カンファレンスへの集中力が高まることが多い。その意味で仮説演繹法は，疲労状態の脳には酷な推論スタイルと言える。

ただし，先に述べたように疾患各論の知識がまったくない医学部低学年生は疾患そのものの想起が不可能なので，患者情報を小出しにして考えさせるよりも，症例全体を提示して疾患イメージの獲得を目指したほうがよい。したがって本書で述べる推論方略は，医学生の場合，疾患各論がある程度済んでいる高学年が対象となる。

5. 想起した疾患の維持と棄却（仮説演繹法）

診断推論の知見の有無にかかわらず，ほぼすべての医師が無意識のうちに用いている推論プロセスがこの仮説演繹法である。想起された疾患や病態を，与えられた情報で検証していく流れをとっており，仮説を起点とする推論なので「仮説演繹法」と呼ばれる。個々の情報から合理的な仮説を形成する帰納的推論とは逆向きの思考プロセスであるが，厳密には推論が一方向に進むことは少なく，起点となる仮説の追加情報による検証と，追加情報から生成される新たな仮説を行きつ戻りつしながら推論が進んでいく（☞第10章参照）。

仮説演繹法は，まず適当に疾患のあたりをつけ（仮説想起），順次得られる患者情報との距離をイメージして，まったく離れていれば，その疾患を捨て，少しでも近い疾患を想起し直すことで正診に近づける推論法である。これは診断の大海原の適当な場所に錨を下ろし（仮説想起），獲物がそこから遠いところにしかいなければ（検証），獲物が通っていそうな場所に変える行動（仮説棄却）を想像してもらえればよい（図3）。

診断の大海原にまずは錨を下ろす
下ろした場所に近づく獲物がなければ場所を変える

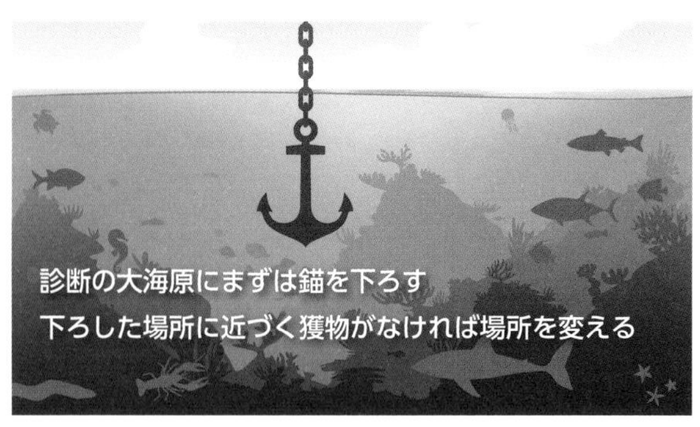

図3 仮説演繹法のイメージ

6. 感度と特異度

このプロセスをもう少し科学的に行ってみよう。仮説の棄却または維持に有用なのが感度と特異度である。感度と特異度から算出される尤度比は，事前オッズに乗じて事後確率を直接はじき出せるが，いちいち計算している時間はないし（将来のAIに期待しましょう），推論にそこまでの精度は不要であり，感覚的につかめる感度と特異度のほうが使いやすい（図4）。

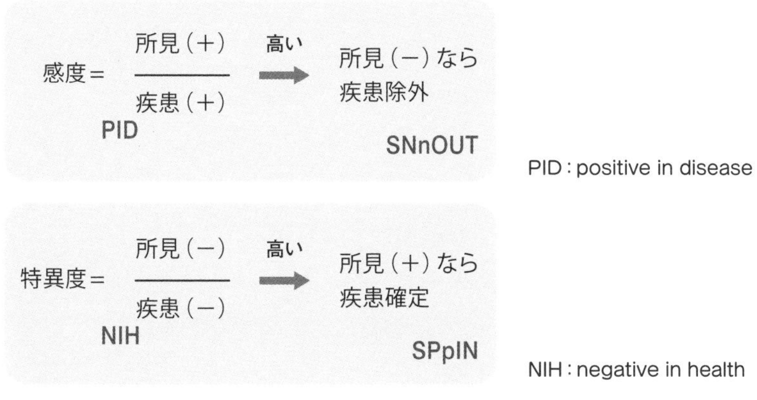

PID：positive in disease

NIH：negative in health

図4 診断推論における感度・特異度の使い方

感度

感度とは，疾患を有する患者においてその所見が陽性となる割合であり，私は positive in disease（PID）と覚えている（PIDは pelvic inflammatory disease をもじった頭字語である）。

少しトリッキーであるが，感度の高い所見は仮説維持ではなく，仮説棄却に使う。感度が高いということは，「その疾患であればその所見がみられるはず」と言っているだけで，他の疾患でのその所見の割合には言及していない。たとえば倦怠感はほぼすべての病気にみられる症状なので，感度が高くとも特定の疾患仮説を維持する根拠にはならない。逆に感度の高い所見がない場合には，その疾患仮説の棄却に使える。その疾患であればその所見が必ずみられるからである。

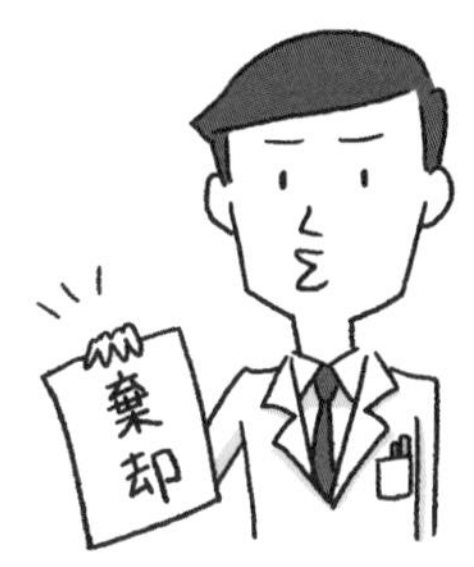

この裏からの見方を覚えるために，SeNsitivity negative OUT の頭字語 SNnOUT がある。SNOUT は口を突き出すという意味であるが，口を突き出しながら棄却と不満顔で言っている様をイメージしてもらえばよい。

特異度

一方，特異度とは，ある疾患以外の対象者においてその検査が陰性となる割合である。これを健常者の中での陰性者ということで，私は negative in health（NIH）と覚えてる（NIH は National Institute of health をもじった頭字語である）。

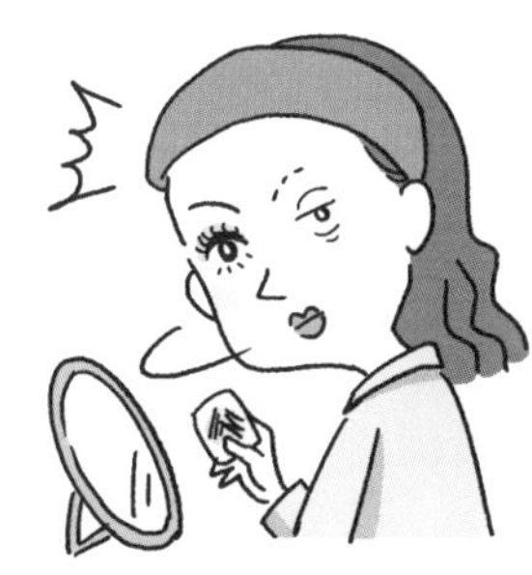

特異度が高いということは，その所見がその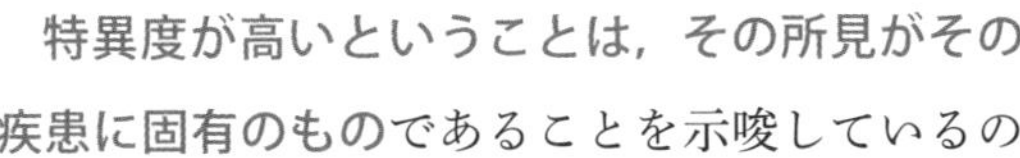疾患に固有のものであることを示唆しているので，診断に結びつく。これを SPecificity positive rule IN の頭字

語SPpINで覚える。(化粧を落とした)すっぴんの正体見たり(診断がついた)のイメージである。

感度の高さ，特異度の高さ

一般に病歴情報は特異度が低い一方で，感度が高いものが多いので，病歴聴取段階での推論は，感度の高い情報による疾患仮説の棄却が基本となる。特に外来では重症疾患でも初期や軽症期での受診が多く，続いて行う身体診察で明らかな異常を認めないことが多いため，病歴聴取で生き残った疾患が，検査前の最終診断になることが多い。

特異度の高い症候は成書に記載してあるが，感度の高い情報(この症状がなければ，この疾患ではない)の記述に乏しい。しかし病態を理解していさえすれば，感度の高い情報を考え出すのは難しくない。たとえば胃アニサキス症の特異度の高い所見は内視鏡検査での虫体発見であるが，検査施行時には遠位消化管に流れていることも多いため，感度は高くない。一方，生魚を食べない人にアニサキス症が発症することはないので，思い違いや健忘症の可能性を差し引けば，教科書に書いていなくとも，魚類の生食歴は感度ほぼ100％の情報と言える。

7. 感度と特異度を意識した仮説演繹法

ここで，もうひとつ具体例をみてみよう。

症例 産後3カ月の女性：息切れを主訴に受診

先週，症例検討会で取り上げられた産後心筋症と，これも最近，ニュースで知った産後うつ病が閃いたので，このふたつの疾患を想起した状態で仮説演繹法に入る。

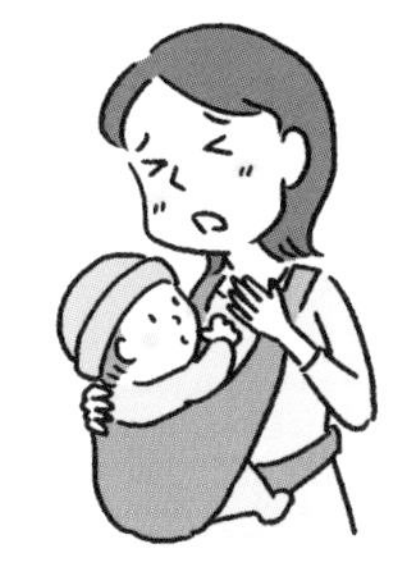

産後うつ病はニュースで取り上げられるほどなので多分よくある疾患と思われるが，産後心筋症は症例検討会で初めて聞いた疾患なので稀なのだろうと何となく感じている。が，とりあえず有病率は無視してよい。大切なのは疾患仮説の維持と棄却の繰り返しである。

非労作性ということは……

続く病歴聴取で息切れが非労作性と判明した場合，心筋症であれば息切れは労作で悪化するはずなので非労作性は病態に矛盾する情報であり，この時点で産後心筋症という疾患仮説を棄却する（労作で悪化する呼吸困難の心不全に対する感度は99％）。一方，産後うつ病の症状は労作とは関係ないので，この仮説は維持される。

発作性ということは……

次に得られた病歴情報で症状が発作性だった場合，うつ症状は持続性であり発作性ではないので産後うつ病は棄却される。

新たな仮説

この時点でワーキングメモリーに仮説がなくなるため，非労作性と発作性のキーワードからパニック障害と気管支喘息を想起し，次の情報を待つ，という具合に仮説演繹法を進めていく。

病歴聴取が終わった段階で残った疾患仮説の正誤を確かめるために，関連する身体所見を取るプロセスに移行し，必要な検査計画を立てる。身体所見は病歴情報に比べて特異度は高いものの，特に軽症患者における感度は低いので，狙った身体所見が陰性でも疾患を否定できないという難しさがある。軽症患者が多い外来では，病歴聴取における最終段階での診断が最終診断になることが多い所以である。

8. 病歴聴取の方法

これには開放型質問と閉鎖型質問の2つの方法がある。まず開放型質問（今日はどうされましたか？）で開始し，必要に応じて閉鎖型質問（ハイ，イイエで回答できる質問）を加えていくのが病歴聴取の基本である。

図3の錨で述べたように，開放型質問で患者に自由に喋ってもらいながら，あたりをつけた疾患と順次得られる患者情報との距離をイメージして，まったく離れていればその疾患を捨て，新たな疾患を想起していく。多愁訴で話にまとまりがないと判断した場合は，「今，この瞬間にも感じている症状を教えて下さい」や「一番困っている症状は何ですか？」と尋ねることで，疾患想起のための情報を先に得ることができる。

疾患仮説が想起されしだい，適宜，閉鎖型質問（感度や特異度の高い質問）を加えることで効率の良い病歴聴取になるが，ややもすると尋問調に（脳をフル回転させているので表情も険しく）なるので，柔和な表情と笑顔をちりばめるように意識して欲しい。

ヒトは話を聞いてもらうだけで癒され，また忠言も受け入れやすくなるものである（☞コラム2「BATHE法」p16参照）。

第2章は疾患を想起できないときの方略を述べる。

COLUMN1 ▶疾患スクリプト（illness script）

疾患スクリプトとは，疾患概念（疾患イメージやゲシュタルト）の要約である。通常，疫学，症状，所見，病態生理，キーフィーチャー（鍵となる特徴）などの要素が1センテンスで表現される。関節リウマチであれば，「中年女性に好発する四肢対称性の小関節炎」あたりがプライマリ・ケアでの初学者向けの疾患スクリプトになる。

疾患スクリプトは短いほど一塊（チャンク）となり，記憶からの取り出しが容易になるが，疾患特異性とのトレードオフとなるので，診療の場や学習者の熟練度によって変化し，臓器専門医とプライマリ・ケア医では異なってくる。上記の関節リウマチも類似疾患が集積する専門外来では「びらん性関節炎を特徴とし，リウマトイド因子や抗シトルリン化ペプチド抗体が陽性となる全身性自己免疫疾患」あたりが最小の疾患スクリプトとなるであろう。

COLUMN2 ▶BATHE法

診断がつく外来の満足度はおしなべて高いが，診断がつかない場合でも，傾聴は症状の軽快と医師のアドバイスへのコンプライアンス向上に繋がるので，治療的会話術であるBATHEを利用するとよい。BATHEとは，まず患者の様々な背景（Background）と，それに対する感情（Affect）を聞き，その中で最も悩んでいること（Trouble）を抽出させ，どのように対処（Handling）しているのか尋ね，最後にその苦労や努力に対して共感（Empathy）を示すだけのシンプルな面接技法だが（表1），うまく患者に自らを語らせることができれば，これだけで症状軽減が期待できる。

また，BATHE後半部分であるTHEから病歴聴取を始めるのも有用である。Tの質問である「最も困っている症状」と，その対処法を共感的態度で尋ねるのである。

表1 BATHE法

B - Background (背景)：最近，生活はいかがですか？
A - Affect (感情)：それについてどう感じますか？
T - Trouble (問題)：一番困っていることは何ですか？
H - Handling (対処)：どのように対処していますか？
E - Empathy (共感)：とても大変ですね (頑張っていますね)。

〔生坂政臣 (監訳)：外来診療によく効くBATHE法. メディカル・サイエンス・インターナショナル, 2020. より引用〕

最も困っている症状は疾患想起の手掛かりとなり，さらにその対処法から病態把握に重要な増悪/寛解因子と，適応が器質性疾患を示唆する前向きなのか，心因性疾患を示唆する後ろ向きなのかを知ることができる(“後ろ向き適応”はp74参照)。

【文献】

1) 日経メディカルOnline：エイプリルフールだけじゃない 患者の3割は医療者にウソをつく！ 病院検索サイトを運営するQLifeの調査で明らかに(2010/04/01). https://medical.nikkeibp.co.jp/leaf/mem/pub/hotnews/int/201004/514723.html (2022年1月27日閲覧)
2) 日経メディカルOnline：医師3846人に聞いた「誤診したことありますか？」どんな誤診？ なんで誤診？ 経験を共有しよう！ (2018/11/09). https://medical.nikkeibp.co.jp/leaf/mem/pub/series/1000research/201811/558451.html(2022年1月21日閲覧)
3) Omron R, et al：AEM Educ Train. 2018；2(4)：339-42.
4) Peterson MC, et al：West J Med. 1992；156(2)：163-5.
5) Uehara T, et al：Int J Gen Med. 2013；7：13-9.
6) Gruppen LD, et al：Arthritis Care Res. 1993；6(2)：64-70.
7) Tsukamoto T, et al：Int J Med Educ. 2012；3：78-82.

第 2 章

疾患を想起できないとき

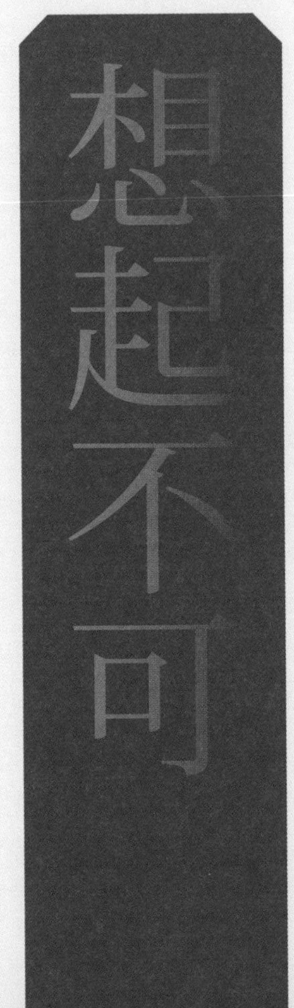

第１章では，直感の重要性と，多くの指導医や私自身がほとんどの症例を直感で診断していることを述べた。第２章以降では，直感が働かず疾患を想起できない場合や，推論途中で行き詰まった場合の対処法について，説明していく。

1 情報を上位の医学概念に置き換える

症例 75歳男性：3カ月前からの高CRP血症

第1章での症例である。外来チームはこの問診表情報からリウマチ性多発筋痛症（PMR）を直ちに想起した。チーム内には直感ではなく，高齢者の慢性炎症性疾患と置き換えてPMRに到達した者もいた。後者の疾患想起は，セマンティック・クオリファイアー（semantic qualifier：SQ）を利用したものに他ならない。

問診表や患者から得られる情報は，通常，患者の発する言葉や個別のデータ値である。これらの具体的な言葉をより上位の医学概念，すなわち普遍的な言葉に置き換えたものをSQと呼んでいる。この症例の「75歳」は75という数字自体に推論上の意味はない（73でも76でも同じ）ので，その上位概念である「高齢者」としてまとめたほうが認知負荷は小さい。同様に「3カ月前」を「慢性」や「亜急性」，「高CRP血症」を「炎症性疾患」と置き換えることで，患者情報を普遍化することができる。すなわち，この患者情報を「高齢者の慢性炎症性疾患」というSQの組み合わせに昇華させたのである。通常，普遍化は鑑別を拡げ，疾患を想起しやすくするので，SQへの置き換えは疾患が浮かばないときに有用である。

情報の普遍化はデータベースでの検索にも有効である。患者の言葉は「自然語」であり，キーワードとして登録されていないので，普遍的なSQに置き換えることにより，ノイズの少ない有益な結果が得られやすい。英語圏の医学データベースは充実しているので，SQを英訳しておくとさらに使い勝手が良くなる。

それでは次の症例でSQを練習してみよう（図1）。

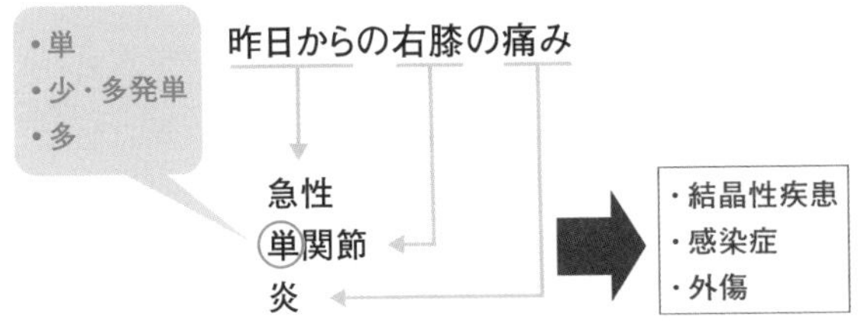

図1　「semantic qualifier：普遍的な医学用語」への置き換え

症例　33歳男性：昨日から右膝痛

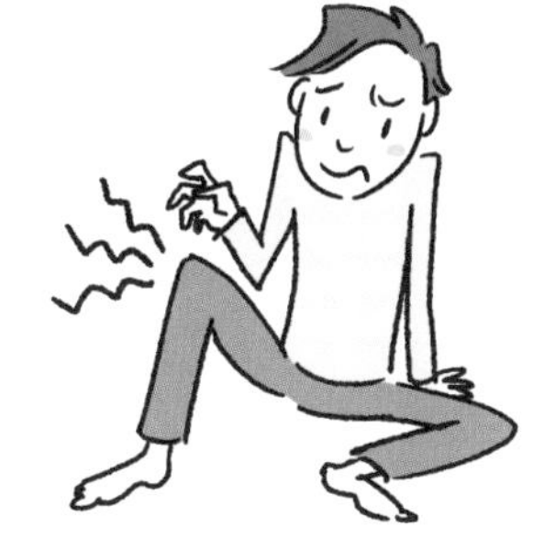

「33」という数字自体に意味はないので「中年」というSQに，また「昨日」が一昨日，あるいは本日であったとしても，想起すべき疾患は変わらないので，より普遍的な「急性」というSQに置き換える。左右については，深部静脈血栓症は左足に多いというような意味のある病態も考えられるが，想起すべき疾患に与える影響は小さいので，より本質的な「片側」というSQに昇華させる。

「膝」の上位概念は「関節」であるが，全身に分布している構造物は罹患数が病態と直結している。すなわち1個か数個か多数なのかが重要なのである。関節の場合は単関節炎（monoarthritis），少関節炎（oligoarthritis），多関節炎（polyarthritis）に分類され，神経の場合は単神経炎（mononeuritis），多発単神経炎（mononeuritis multiplex），多発神経炎（polyneuritis）という具合だ。また，全身に分布する構造物は罹患部位のサイズが病態の本質を示唆する場合もある。大関節，中関節，小関節や，大血管，中血管，小血管，微小血管などである。一般に，局所 vs 全身，急性 vs 慢性などのように対立概念をSQとすればよいが，単，少，多や大，中，小などへの置き換えには病態生理学的知識も必要となる。

これらを勘案して，この症例のSQを「中年男性の急性単関節炎」とし，「急性単関節炎」ないしmonoarthritisをデータベースで検索すると，結晶性疾患，感染症，外傷がヒットするであろう。これに「中年男性」を加味して，痛風や淋菌性関節炎などを鑑別していけばよい。

一方で，普遍化は個別情報の排除にほかならないために，SQへの置き換えは疾患特異性の高い情報を失うリスクと隣り合わせである。それでは，次の症例をみてみよう。

2 SQのピットフォール

症例　42歳男性：2カ月前からの飲み込むときの咽の痛み[1)]

この愁訴はどのようなSQに置き換えるべきだろうか。「42歳男性」を「中年男性」，「2カ月前」を「慢性」とするのはよいとして，問題は「飲み込むときの咽の痛み」の置き換えである。

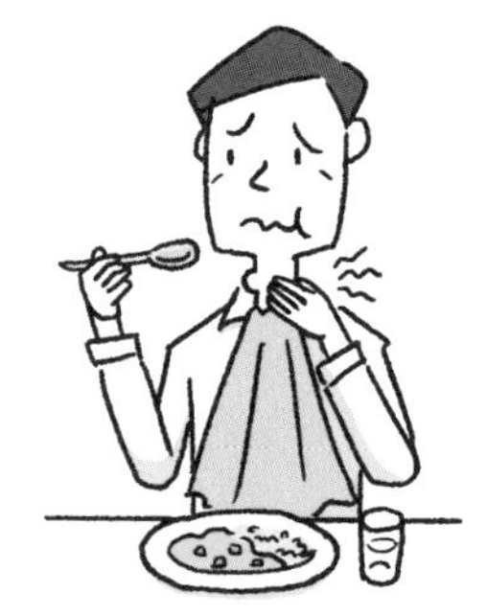

ある専攻医は咽頭痛があれば飲み込むときの痛みは当たり前と考え，SQから「飲み込むときの」を外して単に「咽頭痛」としてまとめた。その結果，この症例のSQは「中年男性の慢性咽頭痛」になり，専攻医は咽喉頭異常感症を想起した（図2）。耳鼻科で喉頭ファイバー施行済みであり，一般血液・生化学検査も正常

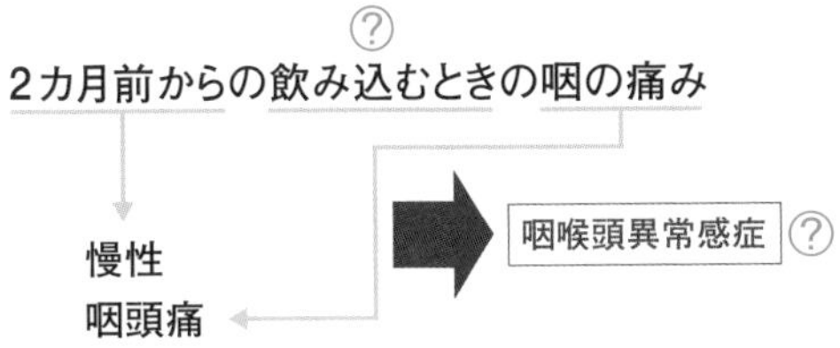

2カ月前からの飲み込むときの咽の痛み
?
慢性
咽頭痛
咽喉頭異常感症 ?

図2　ある専攻医によるSQへの置き換え

だったので専攻医はその確信を深めた。この後，その治療薬としての半夏厚朴湯へ突き進むことになる。いったん嵌まると脱出がきわめて困難なのが，この“確証バイアス”である。自分が立てた疾患仮説に都合の良い情報しか目に入らなくなるからである。

この患者の診断を咽喉頭異常感症とした場合の矛盾点は，実は割愛した「飲み込むときの」という情報にあった。咽喉頭異常感症の症状は安静時に強く，摂食時は咽喉頭から意識が逸れるので，むしろ軽快するはずであり，百歩譲っても増悪する痛みにはならない。

この症例に対するアプローチの根本的な問題は「飲み込むときの」を「咽の痛み」の修飾語と考えてしまい，咽頭痛のみにフォーカスして「飲み込むとき」を割愛した点にある。確かに咽頭炎があれば嚥下で悪化するのは当たり前なので割愛したくなるが，患者はわざわざ「飲み込むときに」と訴えているので，ひょっとしたら非嚥下時（安静時）には咽頭痛がないのではないか，と考えなければならない。もし安静時に痛みがなければ咽頭炎はむしろ否定的である。

このような解釈で「飲み込むとき」にフォーカスを当てることができればSQは「嚥下痛」となり，咽頭という解剖学的部位の呪縛から解放され，鑑別がまったく異なる方向へ向かう。患者情報のSQへの普遍化は，疾患特異性の高い個別情報の切り捨て（この症例では嚥下時）がその代償となっていることを理解頂けたであろうか。

❸ 解剖学的アプローチ

さて，先述の症例のSQである「中年男性の慢性嚥下痛」に対してさらに考えていこう。直感で疾患が浮かばないときは，局所症状が含まれているので解剖学的アプローチの出番である。

嚥下で動く解剖学的構造物を，体表面から深部に位置するものに向けて考えればよい。そうすると皮膚軟部組織に始まり，リンパ節，動静脈，神経，甲状腺，頸部軟骨と気管，嚥下筋，咽頭，喉頭，食道が候補に挙がる（図3）。前医の喉頭ファイバーや視診で喉頭と咽頭に所見がないことはわかっているので，脈管を含めた軟部組織，軟骨，神経，甲状腺，嚥下筋，食道が残り，それぞれの構造物に対応する血管炎，皮下気腫，再発性多発軟骨炎，舌咽神経痛，亜急性甲状腺炎，皮膚筋炎，石灰沈着性頸長筋腱炎，食道カンジダなどの疾患が嚥下痛の原因となる。

本例の痛みは神経痛様ではなく，甲状腺を含めた頸部の圧痛や握雪感，嚥下筋以外の筋症状など，疾患仮説に基づいた身体診察でもまったく異常を認めなかったことから，食道疾患が残り，上部消化管内視鏡検査を施行したところ食道カンジダと判明した（図3右下）。

その後の調べで，この患者は同性愛者であり，HIV-RNA陽性と，CD4陽性T細胞8/μLを確認しAIDSの診断に至った。

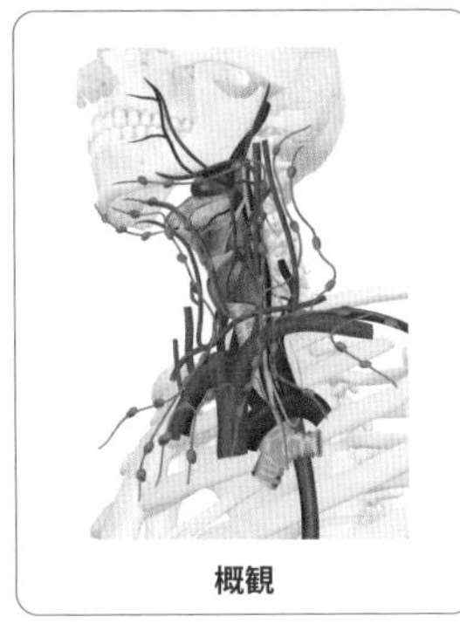

概観

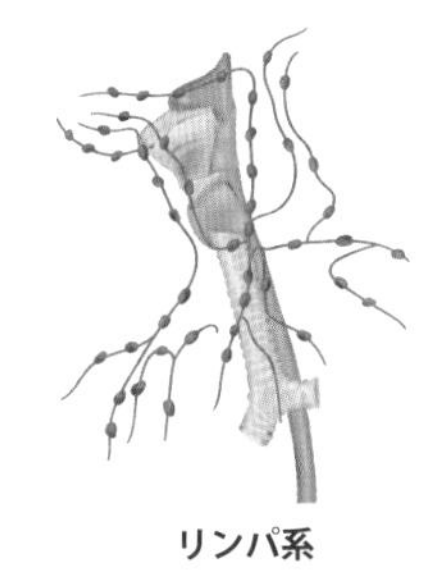

リンパ系

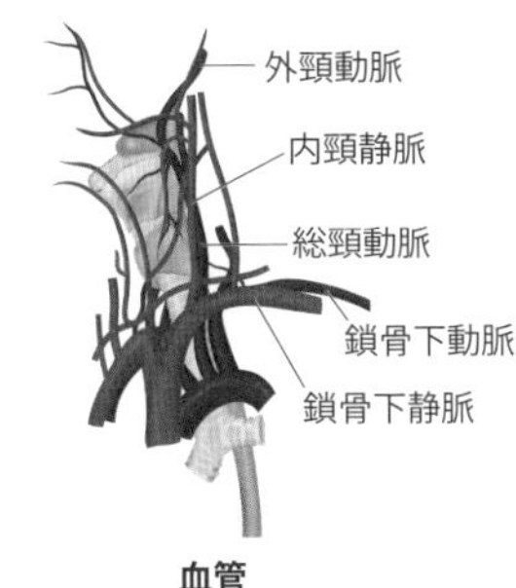

血管

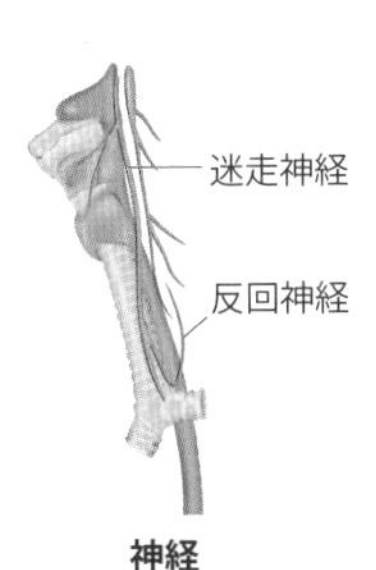

神経

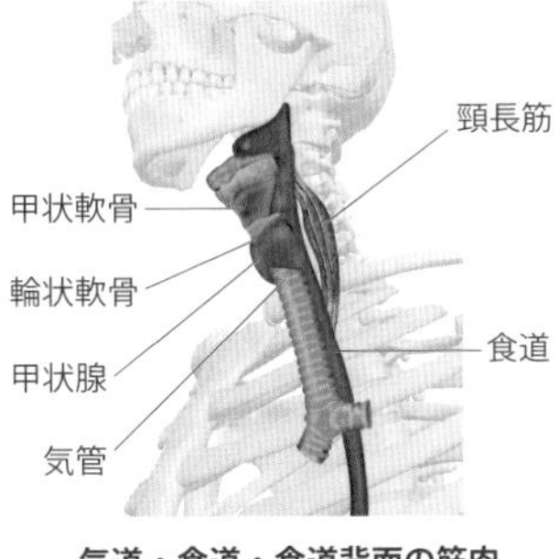

気道・食道・食道背面の筋肉

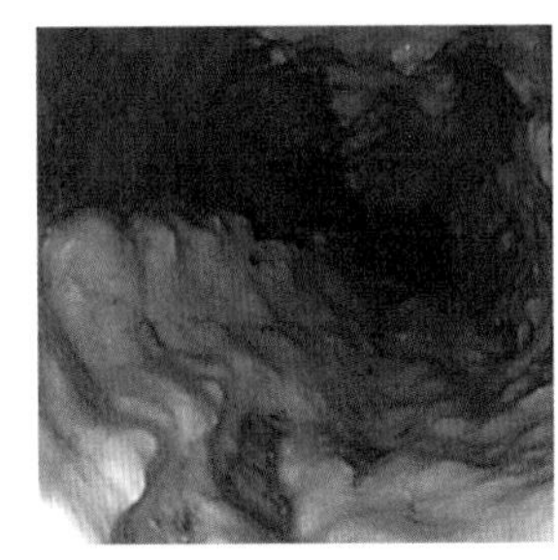

上部消化管内視鏡検査所見

図3 嚥下で動く主な解剖学的構造物と上部消化管内視鏡検査所見（右下写真）

4 病態アプローチ

表1 VINDICATE＋P

Vascular（血管性）
Infection（感染）
Neoplasm（新生物）
Degenerative（変性）
Intoxication（中毒）
Congenital（先天性）
Allergy／Autoimmune（アレルギー，自己免疫）
Trauma（外傷）
Endocrine・Metabolic／Electrolytes／Epilepsy（内分泌・代謝／電解質／てんかん）
Psychiatric（精神・心因疾患）

嚥下痛のような局所症状では解剖学的アプローチを選択するが，発熱，倦怠感などの**全身症状の場合は病態から考える**。漏れなく鑑別できるように，病態を網羅したVINDICATE＋P（**表1**）のような語呂合わせが用いられるが，このアプローチはかなりの時間を費やす推論法であるため実臨床では使いにくく，私自身，カンファレンス以外でこれを使ったことはない。

1. VAPES

実臨床ではVINDICATE＋P全体を使わずに，頭字語のいくつかを症例に合わせてセットにして使うのが現実的である。たとえば，不明熱は膠原病，感染，悪性新生物（あえて語呂は不要だが，強いて言えばAIN）であり，**発作性・反復性の症状**であればVascular（一過性脳虚血発作など），Allergy（気管支喘息など），Psychiatric（パニック障害など），Endocrine・Metabolic/Electric（褐色細胞腫，低血糖/てんかん，不整脈など），Sleep（ナルコレプシーなど）を**VAPES**（**表2**）の頭字語で覚えるとよい。VAPESのSはVINDICATE＋Pに含まれていない突然の寝落ちを繰り返す睡眠時無呼吸症候群などの睡眠関連疾患，Stoneで想起される尿管結石，胆石，耳石（良性発作性頭位めまい症），および三叉神経痛などのShinkeitu（これだけ日本語）を示している。

次の症例でVAPES利用に至るまでの推論プロセスをみてみよう。

表2　発作性・反復性疾患の頭字語VAPES

Vascular
Allergy
Psychiatric
Endocrine・Metabolic/Electric
Sleep/Stone/Shinkeitu

vapesは大麻の蒸気を吸うという動詞であり、大麻が原因の発作性嘔吐症も併せて覚えるとよい。

症例 66歳男性：2週前より繰り返す背部の激痛[2)]

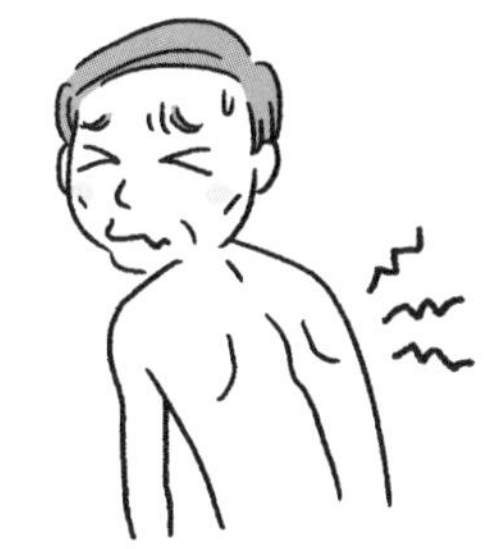

初発であれば胸部大動脈解離が想起されるが，繰り返す点で合致しない。背部痛をきたす狭心症は稀だが，見逃したくない疾患であり，まずはこれを仮説演繹法に持ち込んでみる。

患者情報から，背部正中が誘因なく痛み出し，30分ほどでピークに達し，約2時間で自然消失することがわかった。ピークまでの時間と持続時間は狭心症に合致しない。これ以上の疾患を想起できないので後述の「診断推論の定石」通りに解剖学的アプローチに移ると，皮膚，神経，胸椎，胸髄，肺，縦隔，食道が病変候補に挙がる。

しかし鑑別の領域はなお広範囲であり，具体的な疾患名を想起できなかった。そこで**絞り込んだ病態アプローチ**に進むことにした。本症例は急性かつ短時間持続の症状から発作性と言える。一般に**繰り返す症状は，発作性に置き換えられる**ことが多く，「VAPES」が使えるようになる。このうち，上述のようにVascularは考えにくく，Endocrine/ElectricやSleepでは激痛を説明しづらい。残りはAllergyとPsychiatricである。追加の問診で喘息の既往が判明し，現在も吸入ステロイド治療中であることからアレルギーが関与した食道炎を想起した。

既知の疾患ではなかったが，アレルギーと食道炎でググる※と「好酸球性食道炎」が真っ先に，しかも多数ヒットした。前医で施行された胸部CTを見直すと食道壁が肥厚しており（図4），追加施行した生検で食道粘膜への好酸球集積を確認した（図5）。

※グーグル社のウェブツールを用いた検索のこと。筆者はよく目にするキーワードはUpToDate，稀なキーワードはPubMedで検索するが，うまくヒットしない場合はGoogleを重宝している。

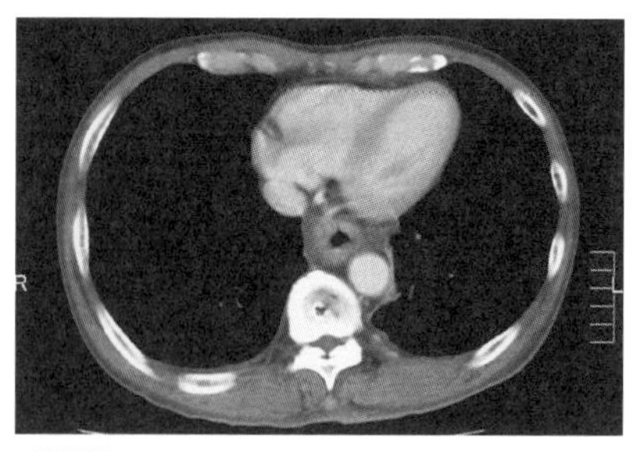

図4　胸部造影CTでの食道壁肥厚

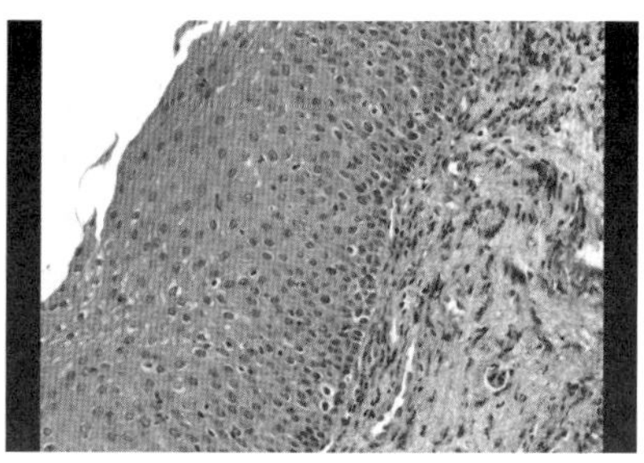

図5　下部食道粘膜からの生検
食道扁平上皮に多数の好酸球浸潤を認める。

5 診断推論の定石

想起困難度と，それに対応する推論方略の難易度を示したのが図6である。推論法を意識せずとも容易に疾患想起できる場合は，それが確信に近い直感診断（パターン認識）と，自信のない暫定診断にわかれ，後者は仮説演繹法に乗せて吟味することになる。まったく疾患を想起できない場合は，局所症状にフォー

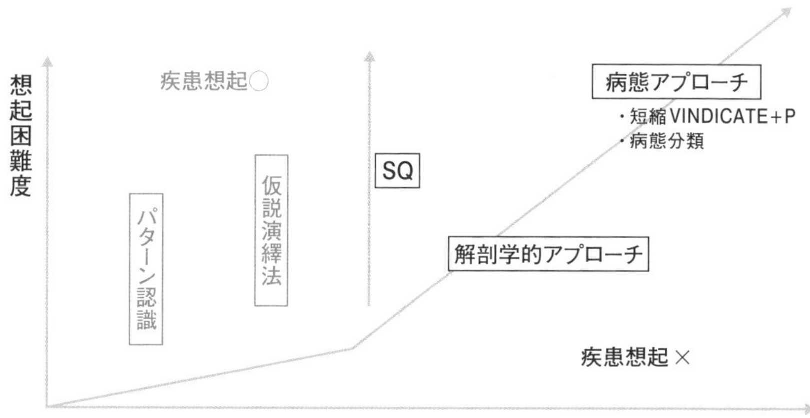

図6　想起困難度と用いる推論法

カスして解剖学的アプローチを試み，局所症状が見当たらない場合は病態アプローチを行うが， その場合も煩雑なVINDICATE+Pを避けて，その短縮版や次章以降に述べる病態分類に基づくアルゴリズムで推論を行う。

手っ取り早く診断候補が欲しい場合は，本項で述べたように主症候やキーワードをSQに昇華させた上で，ネット上のデータベースを検索する方略もある。症例や医療者のトレーニングレベルによって用いる推論法は異なるが，認知負荷の少ない方略から試すのが理にかなっている。

【文献】

1） 近藤 健，他：日本医事新報．2019；4951：1-2.
2） 近藤 健，他：日本医事新報．2015；4773：1-2.

第3章

キーワードの選び方—OPQRSTアプローチ

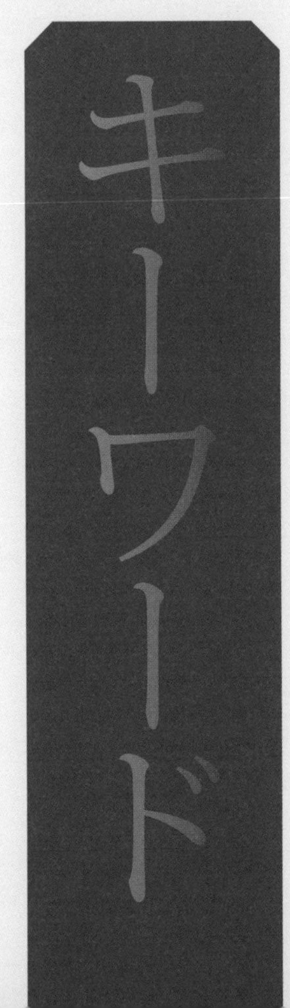

1 キーワードにならない主訴

パターン認識を含めて用いる推論方略によらず，正診への大前提となるのが正しいキーワードの選択である。本書でこれまで紹介した症例のように，通常，主訴がキーワードとなる。難解な症例が集積する大学総合診療外来においても，主訴(＋問診表)だけで，6割以上のケースで診断の当たりがつくことがわかっている[1)]。一方で，これは残り4割のケースで主訴が問題解決に有効なキーワードになっていないことを示唆しており，倦怠感や発熱などの絞り込み効果の低い主訴はもちろんのこと，疾患特異性の高そうな情報でもキーワードに相応しくない場合がある。次の症例をみてみよう。

症例 58歳女性：心嚢液貯留と発熱[2)]

疾患を想起できない場合，診断推論の定石通りに全身症状である“発熱”ではなく，局所症候である“心嚢液貯留”に注目するであろう。そうすれば解剖学的アプローチを用いるまでもなく“心臓”または“心膜”に病巣を限定できる。

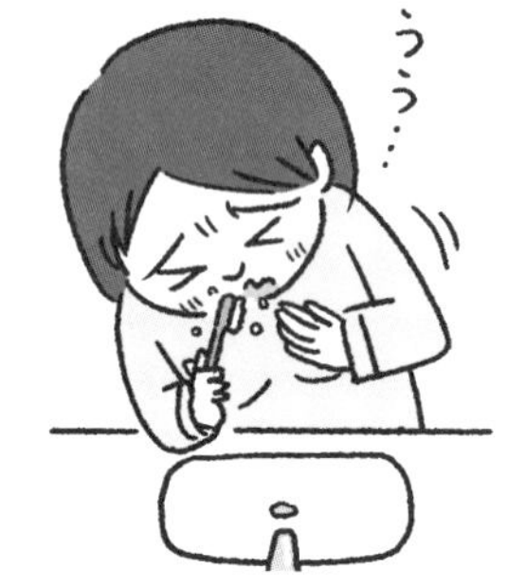

ところが心嚢液貯留の鑑別を調べると多岐にわたるだけでなく，上位に感染症，膠原病，悪性腫瘍が入ってくる。つまり“発熱”をキーワードとして選択した場合と同じ推論労力が必要となり，“心嚢液貯留”と“発熱”を掛け合わせても絞り込み効果は薄いことがわかる。

そこで別のキーワードを設定するために，もう少し情報を集めることにする。

1. 初期症候に着目

この患者は3週前に胸痛を自覚し，痛みは消失したが翌日，かかりつけ医を受診したところ，超音波検査で心嚢液を指摘された。最寄りの総合病院で胸部CT（図1）を含めた精査を行っても原因不明であり，2週後より発熱も出現したために当院を紹介受診した。

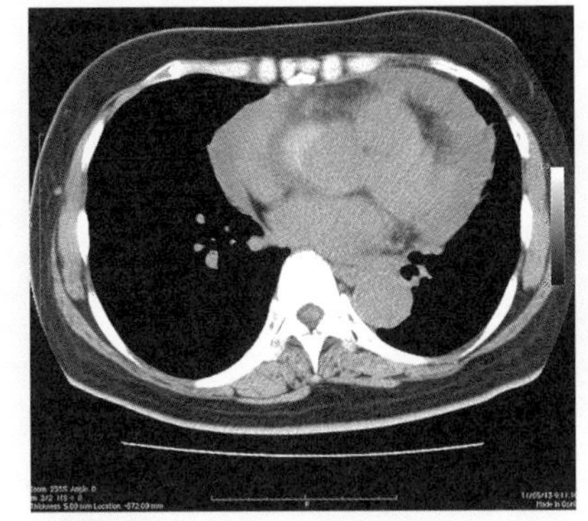

図1 近医での胸部単純CT

後医は名医という言葉があるが，実際には病期の進行に従って合併症や治療による修飾で症候が複雑化し，後医ほど診断に難渋することは少なくない。このような診断困難例の多くは，情報過多に陥り，結果としてキーワードを誤ることが多いため，初期症候に着目する視点が重要である。

この症例の最初の症状である“胸痛”に注目して，その状況を患者に尋ねると，歯磨きの最中に出現していたことがわかった。何時何分と言えなくとも，特定の行為中に生じた痛みは突発したと考えるべきであり，詳しく尋ねると，口をゆすぐ間もなく痛みでうずくまったそうである。これは「瞬時にピークを迎えた激痛」を示唆しており，すぐに胸部大動脈解離が想起される。もしそうなら心嚢液貯留だけでなく，引き続いた発熱も血腫吸収熱で説明できる。その視点で前医の胸部単純CTを見ると上行大動脈内に解離を疑わせる高吸収領域に気づくであろう（図1）。当科受診後に追加した胸部造影CTを供覧する（図2）。

一般に検査所見は病歴情報に比べて疾患特異性が高いが，本症例のようにキーワードの選び方によっては病歴情報（突発した胸痛）が検査所見（心嚢液貯留）を凌駕する絞り込み効果を発揮する場合がある。

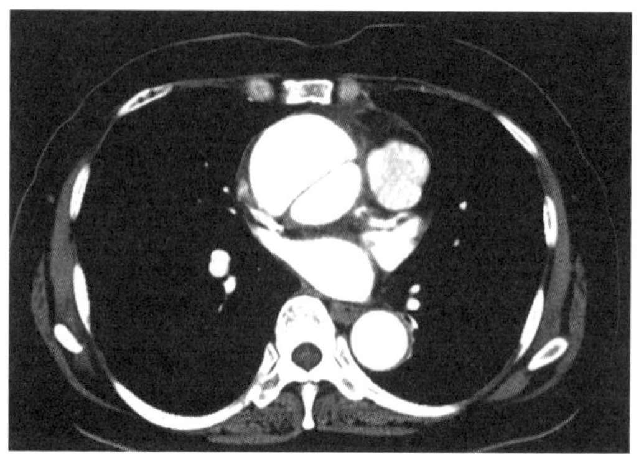

図2 当科受診後に追加した胸部造影CT

2 OPQRSTアプローチ

効率的にキーワードを抽出する短時間問診技法としてOPQRSTアプローチが知られている。頭字語OPQRSTで表される6つの半構造化質問から構成される痛みの問診法であるが，あらゆる症状に適用できる。

1. Onset：発症様式

いつ，どのように痛みが始まったかを尋ねる。

秒単位で突発した場合は，血管が裂けたか（大動脈解離など），破れたか（くも膜下出血など）を想起し，分単位の急性発症であれば詰まったか（心筋梗塞など），捻れたか（卵巣捻転など）を考える。分単位に準じる急性発症であれば，尿管結石や胆石発作などの結石疾患も詰まった病態の鑑別に含まれる。もちろん，くも膜下出血でも秒単位の発症から痛みそのものがはっきりしないケースまでバリエーションがあるので，あくまでもビッグピクチャーをとらえるための方略である。

2. Provocation/Palliative factor：増悪/寛解因子

後述の「3 一般外来で最も有用なP（増悪因子）」（☞p35）で述べるように，体動で悪化する疼痛は，筋骨格系に痛みの原因が存在する体性痛を示唆する。

食事開始後20〜30分で発現する痛みは虚血性心疾患や腸管動脈血栓症などを考慮し，逆に食事で軽快する痛みは十二指腸潰瘍を考える。体位との関係では，仰臥位で悪化する腹痛は膵炎などの後腹膜臓器の疾患や上腸間膜動脈症候群などがあり，同じく仰臥位で悪化する胸痛には心膜炎がある。女性では月経との関係も重要である。排卵前後の片側性の腹痛は中間痛（排卵痛），月経直前に悪化する場合は月経前緊張症候群，月経中に悪化する痛みは子宮内膜症を考える。

3. Quality：性状

漸増漸減する痛みが周期的におそってくる，いわゆる疝痛は，腸管や尿管などの蠕動を伴う管腔臓器閉塞による伸展痛を示唆する。同じく波はあるが，鋭い立ち上がりの痛みで数秒から2〜3分以内に治まり，間欠期には無症状となる電撃痛は，三叉神経痛に代表される神経痛の特徴である。

チクチク，ピリピリ，ジリジリした痛みは末梢神経障害を示唆し，ガンガンであれば拍動性，ガーンであれば突発性，グルグルは回転性，フワフワは浮動性など，オノマトペ（擬音語）を意識した性状の聴取が有用である。一方で，虫が這うような，ちぎれるような，といったイメージしにくい形容の痛みは，むずむず脚症候群などでみられる錐体外路症状や，精神疾患でみられる体感幻覚を考慮する。

4. Region／Radiation／Related symptoms：部位／放散／関連症状

腹部正中部で局在がはっきりしない場合は内臓痛，左右の局在が明らかな痛みは体性痛を示唆する。また離れた2箇所で痛みを感じる場合，一方は放散痛（関連痛）の可能性がある。原発痛が明らかでない関連痛もあるので注意する。肩痛や頸部痛を主訴に受診する心筋梗塞患者がその代表であろう。

肝胆道系疾患の疼痛は右方向へ放散するが，よく言われる右肩への放散痛は少なく，高くとも肩甲骨辺りまでである。右肩から頸部にかけてのいわゆる僧帽筋稜（C4領域）への横隔神経を介した関連痛は，心膜，縦隔側胸膜，横隔膜ドームの炎症を示唆し，深吸気で悪化する傾向がある。

悪心，嘔吐，発汗などの自律神経症状は，内臓痛に伴う関連症状を念頭に鑑別を行う。

5. Severity：程度

痛みの表現は個人差が大きいので，客観的評価のために痛みの程度を10段階などで数値化してもらう。最悪の痛みである10は，過去に経験した痛みや既往疾患を基準にするが，既往がない場合は発症以降で最大の痛みを10とし，診察時の痛みを数値で表現してもらう。慢性痛で痛みの程度を把握しにくい場合は，睡眠などの生活に与える影響を参考にする。痛みのための入眠困難や，中途覚醒がなければ，軽症と評価できる。

6. Temporal characteristics：時間的特徴

痛みの経過を図示して患者に確認するとよい(☞コラム1「発症様式と臨床経過」p39参照)。

急性発症で横ばいの経過は，血管障害（脳梗塞など）や外傷（椎間板ヘルニアなど）を想起する。日単位での悪化は感染症を示唆するが，この中でも時間単位で悪化するのは病原性の強い細菌，特に溶連菌などを考慮し，週単位の場合は感染症の中でも比較的進行が遅い結核や真菌を考える。悪性腫瘍であれば月単位で悪化し，年単位の悪化であれば変性疾患を考える。

1日のうちでの痛みの変動パターンも診断の手掛かりになる。たとえば夜間から明け方に悪化する手指の痛みは，手根管症候群を考える。手根管の内圧上昇が痛みの原因であり，下肢にプールされていた静脈血が夜間，上肢に再分配されることや，睡眠中の手関節屈曲が手根管内圧の上昇因子となる。

3 一般外来で最も有用なP（増悪因子）

救急外来で最も重要な質問が最初のO（発症様式）だとすると，一般外来で重要なのは多分，2番目のP（増悪因子）であり，**主訴が疼痛の場合は，私ならまず「体動で悪化するか」を尋ねるだろう**。体動で悪化すれば，おそらく直ちに生死に関わる内臓痛ではなく，診断に時間的猶予のある筋骨格系の疾患と言えるからである。

1. 体動で悪化する？――腰痛の場合

腰痛を例にとって考えてみよう。基本的に腰痛は筋骨格系の障害であり，力学的要因と非力学的要因に分類されるが，稀に内臓疾患が原因となる。筋骨格系と内臓系の鑑別に有用なのは体動での悪化の有無であり，とりわけ特定の動きでの悪化は前者を強く示唆する。

筋骨格系疾患であれば急変はまずないと言えるが，安静臥位で改善せず，夜間に悪化したり，発熱（炎症反応），体重減少，がんの既往，免疫抑制状態，6週間以上改善がないなどの，いわゆるRed Flag signを伴う場合は深刻な疾患の存在を示唆している。すなわち，体動で悪化する腰痛のほとんどは良性疾患である力学的原因で生じるが，体動で悪化してもRed Flag signを伴う非力学的原因と，体動で悪化しない内臓疾患の拾い上げが重要となる（図3）[3)]。

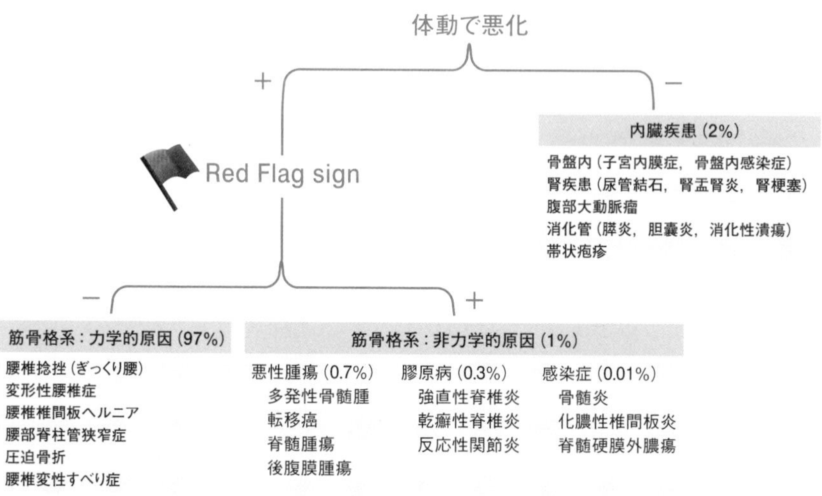

図3 腰痛の鑑別アルゴリズム

注：内臓疾患でも腹膜に炎症が及ぶと体動で悪化する。また力学的原因でも膀胱直腸障害を伴う場合は，緊急処置が必要な馬尾症候群を考える。

❹ 体動で悪化する痛みのピットフォール

通常，体動で悪化する痛みであれば，直ちに生死に関わる内臓痛ではなく，筋骨格系の疾患を示唆するが，何事にも落とし穴がある。

症例　27歳女性：1カ月前からの微熱，倦怠感と左頸部痛

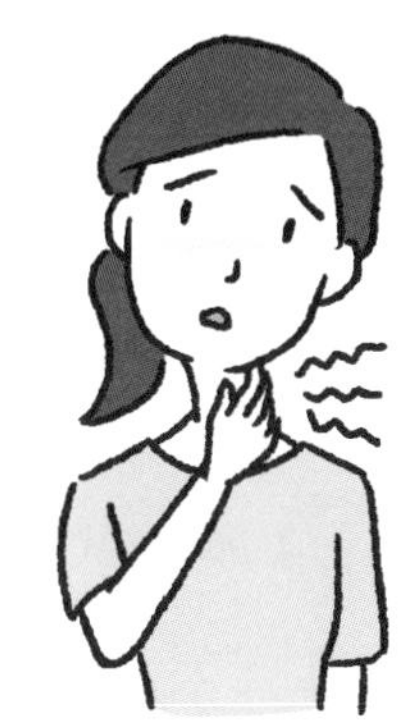

第2章で述べたように微熱や倦怠感のような全身症状からの診断は困難である。定石通りに愁訴の中の局所症状を探して，解剖学的アプローチを試みた。痛みが主訴なので，「体動（首の運動）で悪化するかどうか」を尋ねたところ，首の回旋や前後屈で悪化することが判明した。

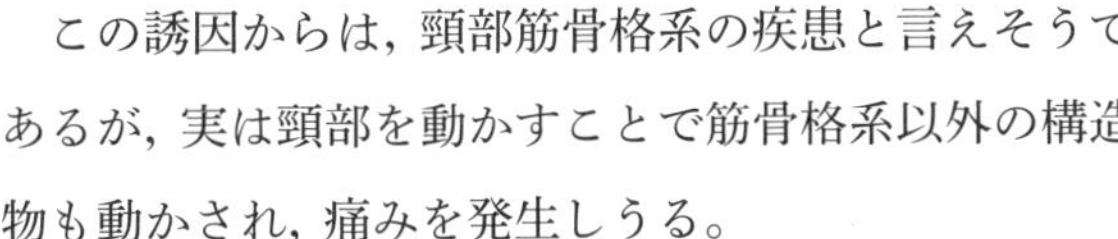

この誘因からは，頸部筋骨格系の疾患と言えそうであるが，実は頸部を動かすことで筋骨格系以外の構造物も動かされ，痛みを発生しうる。

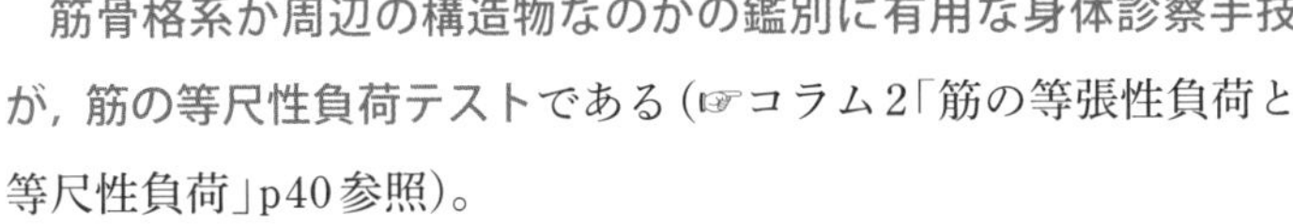

筋骨格系か周辺の構造物なのかの鑑別に有用な身体診察手技が，筋の等尺性負荷テストである（☞コラム2「筋の等張性負荷と等尺性負荷」p40参照）。

本症例は，等張性筋負荷テスト，あるいは筋負荷をかけない能動運動では陽性（痛みを誘発）であったが，等尺性筋負荷では陰性であったため，頸部痛の原因は筋骨格系以外の構造物と判断し，局所の解剖学的アプローチに入った。

表面から深部に向かって存在する構造物を吟味し，左頸動脈に一致した圧痛を発見した（図4）。

全身症状を伴う若年女性の頸動脈痛ということで大動脈炎症候群（高安病）を疑い，超音波（図5）および胸部造影CT検査から大動脈炎症候群と診断した。

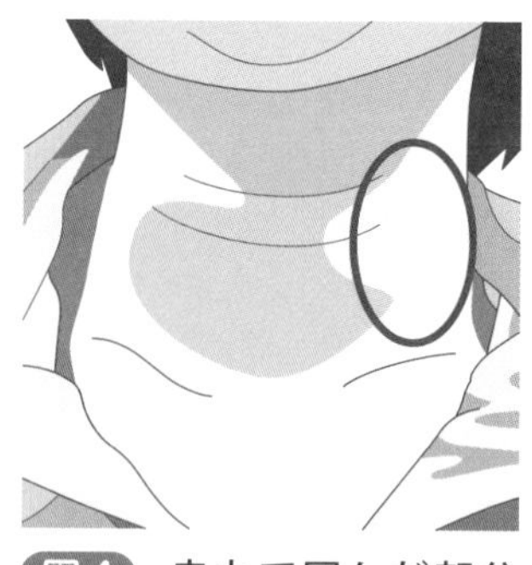

図4 赤丸で囲んだ部分が痛みの場所

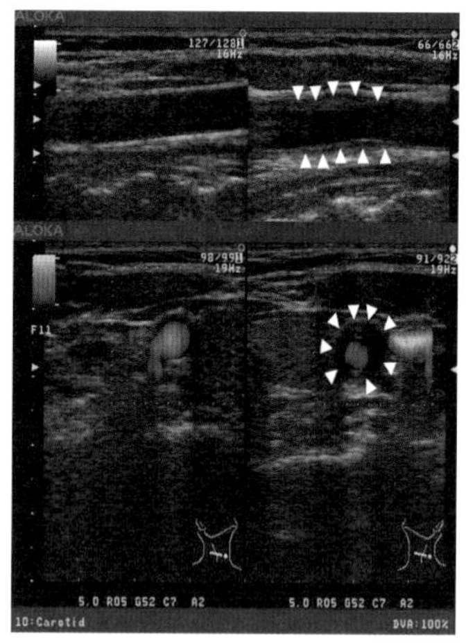

図5 頸動脈エコー検査
肥大頸動脈の壁肥厚を認める。

症例 59歳男性：体動で悪化する右側腹部痛

ある日の午後，重いものを運んでいる最中に持続性の右側腹部痛が出現し，翌日は夜間の痛みで2度覚醒した。腰を捻ると左右いずれの方向でも痛みが悪化するという。

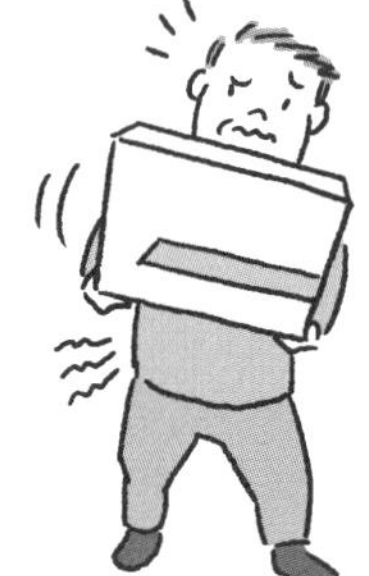

夜間覚醒を伴い，体動で悪化する疼痛という病歴からは，Red Flag陽性の筋骨格系疾患が想起されよう。やや腑に落ちない点があるとすれば，捻転方向によらず，等しく疼痛が増悪する点である。**筋骨格系疾患の痛みは通常，体動の方向で痛みが異なる。**

そこで等尺性筋負荷を試してみると痛みは誘発されず，体幹を捻ることで動く筋骨格系以外の構造物が痛みの発生源になっていることがわかった。体表からの解剖学的アプローチで，皮膚が衣服と擦れることによって生じるアロディニア（通常は痛みを生じない刺激でも感じる痛み）が皮疹出現前の帯状疱疹によって惹起されていると考え，裸で腰を捻ってもらった。ところが，やはり痛みが発生するではないか。実はアロディニアには動的，静的の2つがあり，動的アロディニアは動くもので皮膚に刺激を与えると生じ，静的アロディニアは皮膚が伸展されると生じる痛みなので，裸で体幹を捻っても後者が発生するのである。翌日，同部位に皮疹が出現し，帯状疱疹と確定した（図6）。

これら2つの症例のように，体動で悪化しても筋骨格系とは限らないため，体動で悪化する痛みが真に筋骨格系由来なのか，それ以外の構造物由来なのかを簡便に判断できる等尺性負荷テストを頭の片隅に入れておいて欲しい。

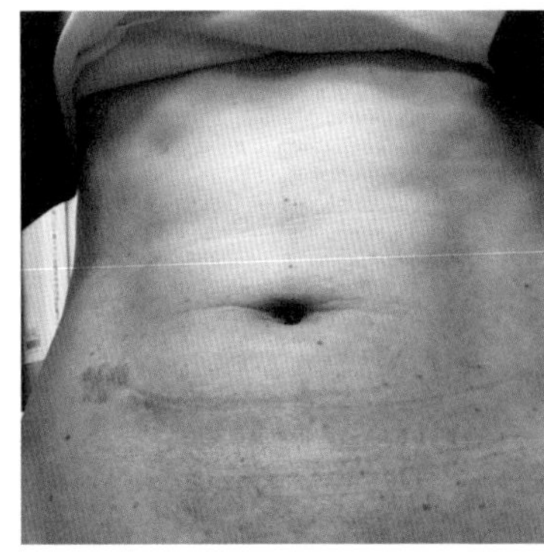
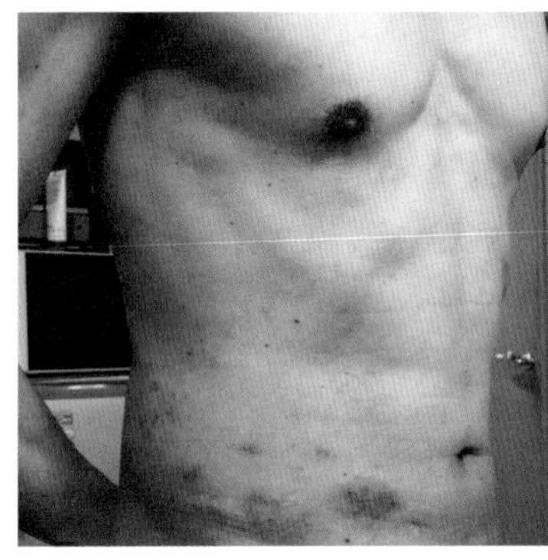

図6　疼痛発症より2日目（左）と5日目（右）

COLUMN1 ▶発症様式と臨床経過

OPQRSTで最初の頭文字であるO（発症様式）と，最後のT（臨床経過）との組み合わせは病態の絞り込みにきわめて有用である（図7）。

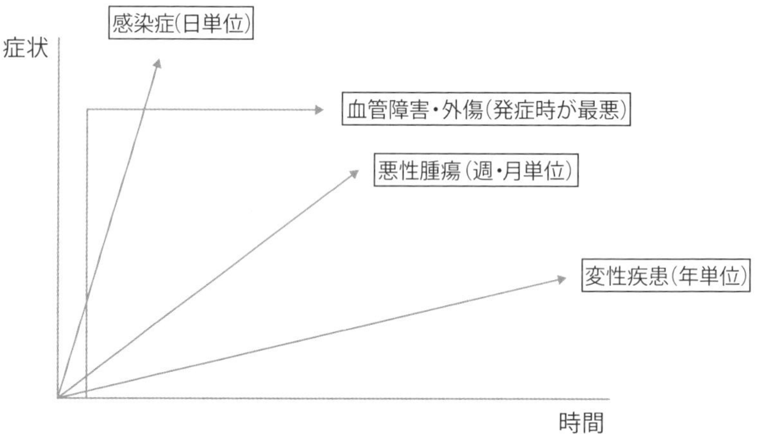

図7　発症様式と臨床経過による病態診断

COLUMN2 ▶筋の等張性負荷と等尺性負荷

筋肉，腱，関節，骨などの筋骨格系由来の痛みを証明するための筋負荷法には2通りある。負荷を一定にして筋長を変化させる等張性（isotonic）負荷と，筋長が変化しないように負荷を調整する等尺性（isometric）負荷である。

受動運動や能動運動を含めた等張性負荷は周囲の構造物も動かしてしまうので，痛みの原因を筋骨格系に限定できない。そこで対象部位を動かさずに筋負荷を与える等尺性負荷が有用となる。

筋骨格系の障害は等張性でも等尺性でも同様の疼痛を誘発するが，等尺性負荷での疼痛の程度が明らかに軽い場合は，筋骨格系以外の構造物由来の痛みを考える。筋骨格以外の構造物が多い頭頸部や，深吸気で悪化する胸郭痛から胸膜炎を除外したいときなどに有用（等尺性負荷での著明な悪化で胸膜炎を除外）である。

【文献】

1） Uehara T, et al：Int J Gen Med. 2013；7：13-9.

2） 上原孝紀，他：医事新報. 2013；4667：1-2.

3） Deyo RA, et al：N Engl J Med. 2001；344(5)：363-70.

第４章

侵害受容性疼痛――内臓痛と関連痛

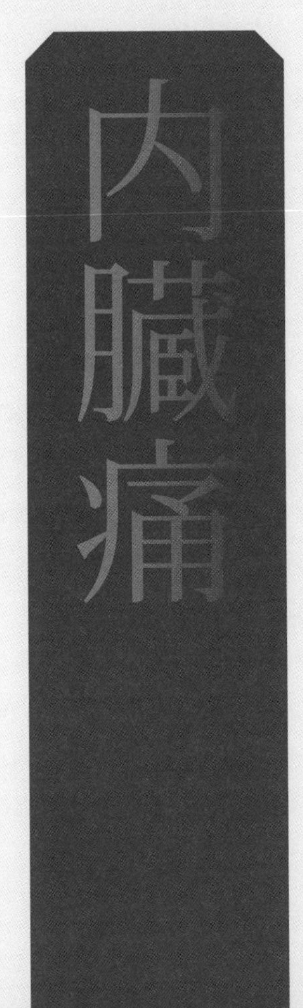

第3章では，体動での痛みの増悪について解説したが，これは体性痛を論じたものに他ならない。本項では，体動で増悪しない痛み，すなわち体性痛以外の痛みにフォーカスする。

症例　既往歴のない30歳男性：10年ほど前から繰り返す左下腹部痛[1)]

これが問診票からの情報である。直感での疾患想起は難しいが，繰り返すという診断の絞り込みに有用な推論キーワードがあるので，これを発作性と解釈し，病態アプローチセットのひとつであるVAPESを利用しながら診断推論してみよう（表1）。

表1　発作性・反復性疾患の鑑別（再掲）

Vascular
Allergy
Psychiatric
Endocrine・Metabolic/Electric
Sleep/Stone/Shinkeitu

Vascularだと虚血性腸炎が頭に浮かぶが，年齢的に考えにくい。ヘルニアで血管を巻き込むと，立位や腹圧上昇などの誘因で繰り返す疼痛の原因となる。血管を巻き込む捻転も虚血痛の原因となり，女性では卵巣捻転，男性では精巣捻転が鑑別となるが，発作時の診察が必要である。

Allergyは好酸球性胃腸炎に加えて，近年治療薬が開発された遺伝性血管性浮腫が繰り返す腹痛の原因になる。Allergyから派生する自己免疫疾患では炎症性腸疾患があるが，通常クローン病では右下腹部痛となり，潰瘍性大腸炎では下痢や血便が愁訴に含まれよう。

Psychiatricではパニック障害があるが，痛みは通常，胸痛であり，腹痛発作は稀である。過敏性腸症候群のビッグピクチャーは，稀な発作ではなく，日々の症状である。

Endocrine・Metabolicでは家族性地中海熱と急性間欠性ポルフィリン症がある。

Electricの中のEpilepsyは，成人では稀な中枢性腹痛（腹部てんかんおよび腹部片頭痛）がある。また今回，Sに変則的に追加した神経痛（Shinkeitu）も繰り返す腹痛の原因となり，しかも左右差があるので腹壁神経痛，帯状疱疹後神経痛，胸腰椎椎間板ヘルニアは外せない。さらに結石性疾患（Stone）の尿管結石も鑑別すべきである。

ちなみに左下腹部痛ということでは憩室炎や，その鑑別として腹膜垂炎も想起されるが，繰り返す疾患ではない。

続く病歴情報では，

生来健康。左下腹部痛は半年に1回程度，誘因なく起こり，ピーク時は"数分間のたうち回る"ほどの激痛だが，約1日で自然寛解するので，ほぼ欠勤はない。発作は食欲低下に始まり，数時間後に腹痛，それに引き続いて悪心・嘔吐を生じる。それ以外の随伴症状はなく，この10年で体重減少もない。寛解期は無症状。また，これまで尿，血液検査や画像検査で明らかな異常は指摘されていない。

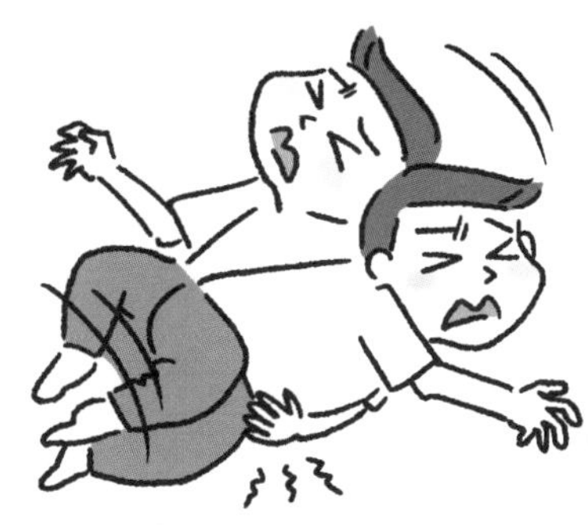

ということがわかった。

まず，この症例のピーク時の激痛は数分以内に治まっているため，何らかの意識の変容を伴う腹部てんかんは否定的である。のたうち回るのは内臓痛の特徴であり，神経痛や漿膜炎を生じる家族性地中海熱は体動で悪化するので合致しない。また片頭痛も体動で悪化するので，腹部片頭痛でものたうち回ることはないだろう。

消化器以外の症状がないことでパニック障害の診断基準は満たさず，体表の浮腫の既往はないことで遺伝性血管性浮腫の可能性は下がる。同様に食事との関連やアレルギー疾患の既往がないことで好酸球性胃腸炎も積極的には疑えなかった。もっとも否定が困難である急性間欠性ポルフィリン症に関して，発作時の尿を調べる方針で，腹痛発作時に受診してもらうことにした。

発作時の身体診察では左下腹部痛に圧痛はない。肋骨脊柱角叩打痛や精巣の圧痛を認めない。

有症時に来院してもらったところ，のたうち回るほどの左下腹部痛であるにもかかわらず，同部位に圧痛はない。痛みを訴える部位に圧痛を認めないパターンは関連痛を考えるのが定石である。左下腹部に発作性の関連痛を生じる病巣といえば精巣捻転と尿管結石であるが，身体診察ではいずれも否定的であった。

ここで，腹痛患者を診たら虫垂炎を鑑別の2番目よりも下に置いてはならないというどこかで聞いた格言を思い出す。ひょっとしたらと思い，マックバーニー点を押すと，なんと左下腹部の痛みが増悪するではないか！ 押しているところは痛がらないので，虫垂が体性痛に至る前の関連痛ということになる。その視点で，異常なしと読影された前医のCTを見ると，腫大した虫垂がしっかり写っていた。再撮影した腹部造影CTを図1に示す。同

図1　腹部造影CT
体軸断面（左）と冠状断（右），
矢印は腫大した虫垂。

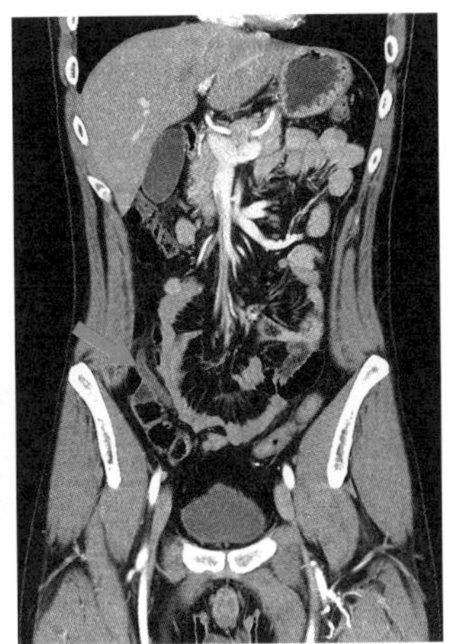

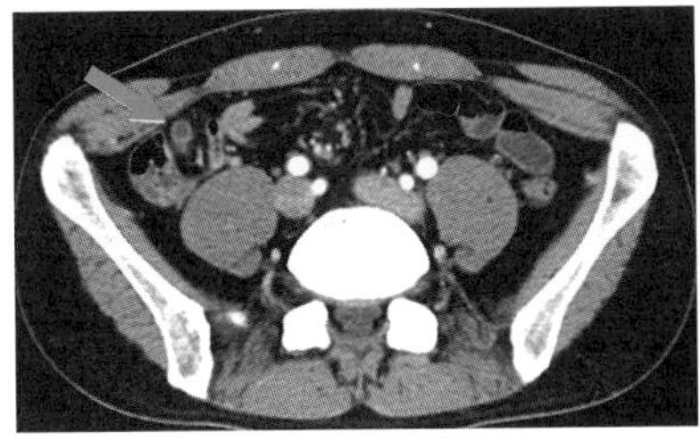

日中に虫垂切除術を行ったが，直前にはマックバーニー点の圧痛も明らかとなり，その時点での左下腹部の関連痛は違和感に変化していた。

最終診断は左下腹部へ関連痛を呈した再発性虫垂炎である。この症例を痛みという視点で振り返ると，のたうち回るのは内臓痛を示唆し，さらに正中ではなく左右差があるので，その関連痛と考えることができる。関連痛だとわかれば，障害部位特定のための診察は広めに行うことになり，見直した画像に病変を見出すチャンスも増える（☞コラム「仮説に基づく身体診察の重要性」p51参照）。

1 痛みの分類

直感診断できない場合の病態アプローチには，愁訴を病態に基づいて分類する方略がある。痛みの発生機序を分類すると，器質性，心因性に分かれ，器質性は組織障害による侵害受容器の刺激，または刺激伝導路の障害なので，鑑別すべき病態は侵害受容

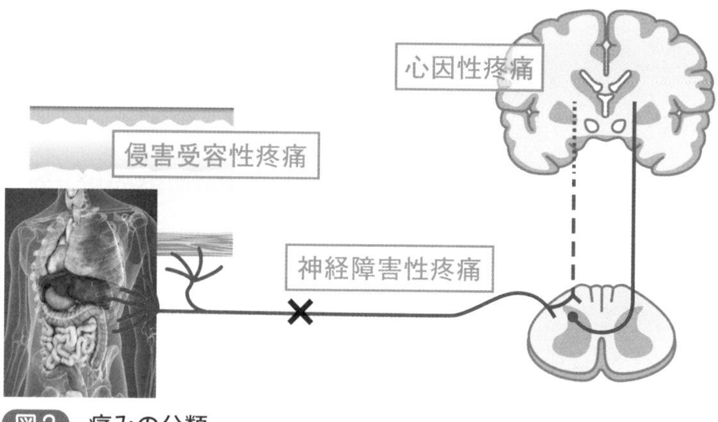

図2 痛みの分類

器が分布する組織や臓器の障害（侵害受容性疼痛）と，末梢から中枢に至る神経障害（神経障害性疼痛）とに分類される。しびれ，電撃痛，ちくちく，ピリピリ，ビリビリあるいはジリジリといった“オノマトペ”は神経障害性を示唆し，さらに同神経で説明できる運動麻痺を伴っていれば，神経障害性疼痛と確定できる。いずれにも当てはまらない痛みは心因性疼痛を考える（図2）。

2 侵害受容性疼痛

侵害受容性疼痛はさらに体性痛，内臓痛，関連痛に分けられ（表2），どの痛みかを把握できれば，それだけで疾患の当たりがつくと言っても過言ではない。

1. 体性痛

体性痛とは，筋・骨・皮膚から生じる強く，激しく，局在明瞭な体動で悪化する痛みである。痛みの部位が明確なので，そこに刺

表2 侵害受容性疼痛の分類

	体性痛	内臓痛	関連痛
分布	皮膚や骨格筋	内臓	内臓痛が入る脊椎レベルの体性痛と脳が誤認
神経線維	Aδ線維（有髄）・多い・密	ほぼC線維（無髄）・疎・交感神経線維（一部副交感）を兼ねる	存在しない
特徴	左右差がある，限局性，鋭い痛み	体中心線上の鈍痛，場所の特定困難	原因部位から離れた場所に局在
悪心・嘔吐・発汗	伴わない	伴う	伴う
体動の影響	明確に悪化	影響は小さい	影響は小さい

激が加わらないように，動かずにじっとしているのが内臓痛との鑑別点となるが，内臓疾患でも壁側腹膜に炎症が及ぶと体動で悪化するので注意を要する。

たとえば歩行，段差や反射式道路鋲（cat's eye）乗り越えで悪化する腹痛の場合，壁側腹膜刺激による体性痛を考える。これは，身体診察の"heel drop sign"に相当する。同様に深吸気で悪化する場合は，呼吸筋の筋肉痛や，肋骨骨折などの筋骨格系疾患のほか，胸膜，心膜，肝皮膜の炎症や横隔膜病変の可能性がある。

2. 内臓痛

腹腔や胸腔内臓器の虚血，痙縮，伸展による局在不明で腹部正中部に感じる鈍痛である。これは，内臓求心性神経がまばらで，臓器を両側対称性に支配するためと考えられる。痛みを伝える内臓感覚は，主として交感神経を逆走し，白交通枝を介して脊髄後根に入るために，悪心・嘔吐，発汗，蒼白などの自律神経症状を伴うことが多い。また，痛みの部位を特定できない脳は，少しでも楽になる体位を探すために，のたうち回るような動きを取らせる。

痛みの高さは病変部位を知る上である程度参考になり，食道遠位部，胃十二指腸，膵臓，胆道構造に由来する疼痛は，通常心窩部に感じ，小腸，虫垂，横行結腸遠位部までは臍部，大腸遠位部から直腸までの病変は下腹部で感じる傾向がある。

内臓求心性神経でも，腎臓，尿管，卵巣などの左右一対の臓器は片側分布になるため，患側に痛みを感じる。また，肝実質は疼痛を感じないが，肝皮膜は，侵害受容器に富み，穿通，伸展，膨隆に対して局在可能な痛みを感じる。

3. 関連痛

原因となる部位から離れた場所に局在する痛みである。内臓痛を，同じレベルの脊髄に入る体性神経痛だと脳が錯覚することによって生じる。

虫垂炎を例に考えてみよう。まず虫垂が何らかの理由で閉塞し，腸管の伸展刺激による食欲低下が生じる。虫垂は蠕動運動を伴う管腔臓器なので，閉塞によりまもなく疝痛を生じる。これは内臓痛なので悪心・嘔吐などの自律神経症状に先んじて臍周囲から心窩部辺りの鈍痛，またはT10レベル，すなわち臍上部辺りに関連痛として感じる（図3）。さらに，炎症が壁側腹膜に及ぶと，右下腹部に限局した体性痛を生じる。

関連痛部位に皮膚の感覚過敏や筋肉の攣縮（スパスムス）による圧痛を伴うことがあるので，圧痛が激烈でなければ，局所の圧痛所見をもって関連痛を否定すべきではない。例として急性胆囊炎の関連痛部位（右肋骨脊柱角）の感覚過敏（Boas'sign）が有名である。

心筋梗塞時の左肩への関連痛のように，通常，その臓器が位置する側に痛みを投影する。しかし，心筋梗塞でも右肩，右腕への関連痛も稀ではなく，脳の誤認識という点では，過去に経験した疼痛と同じ痛みとして認識される場合もある。例えば左肩への関連痛を経験した心筋梗塞の患者は，胆石発作時に左肩痛を訴えることがあるので，既往歴も重要である。

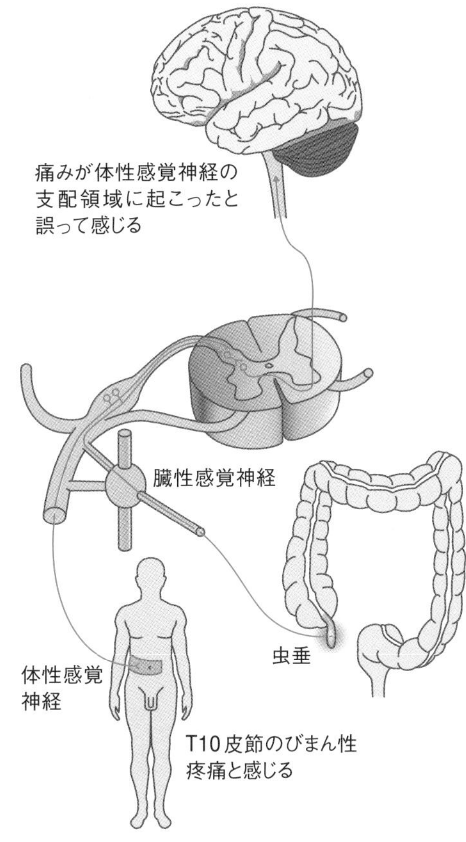

図3　虫垂炎で臍上部に関連痛を生じる機序
（グレイ解剖学原著第４版より作成）

COLUMN ▶仮説に基づく身体診察の重要性

病歴情報は主観的で，身体診察や検査から得られる情報は客観的とされるが，実際には，すべての情報は解釈する側の仮説や思い込みに大きな影響を受けてしまう。本項の症例でも前医のCTに虫垂炎を示唆する所見は写っていたが，その目で見ていなかったので繰り返し見逃されていた。画像検査でもこれだけの影響を受けるのであるから，所見の一致率が中等度（κ

値0.4～0.6程度）にすぎない身体所見はもっと危うい。

本症例の当院入院当日からの診療録を紹介しよう。

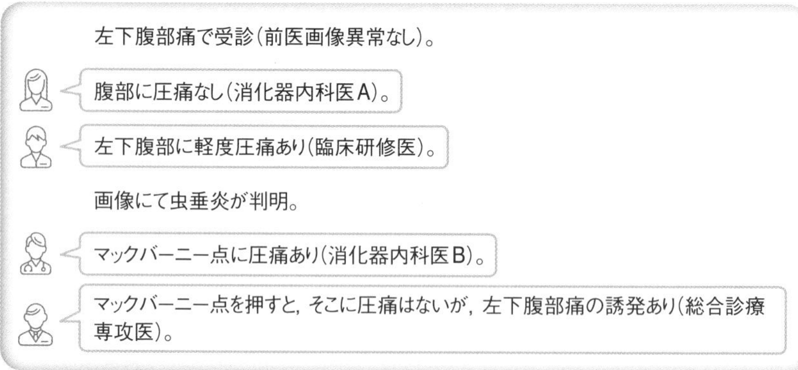

この身体所見のばらつきについて私見を述べる。消化器内科医Aは画像検査が正常であったことから，消化器疾患の可能性は低いと見積もり，腹部診察で圧痛なしと判断したと思われる。画像の知識が乏しい臨床研修医は主訴に引っ張られた可能性がある一方で，左下腹部圧迫が意図せず虫垂の内圧を上昇させるRovsing徴候となったが，本来誘発されるべき右下腹部痛ではなく，左下腹部に関連痛を惹起した可能性もある。

画像検査で虫垂炎が判明したあとの消化器内科医Bは，実際はこの患者にはみられなかったマックバーニー点の圧痛ありと記録している。しかし，関連痛という仮説を想起した総合診療専攻医は，マックバーニー点自体に圧痛はないが，その圧迫による左下腹部への関連痛を突き止めた。

もともと医師間の身体所見の一致率は高いものではないが，腹部の圧痛に関するκ値は報告によっては0.3程度と非常に低い。仮説次第で身体所見がまったく変わってしまうことを知っておく必要がある。

【文献】

1） Iino T, et al：Am J Med. 2021；134(4)：e283-4.

第 5 章

神経障害性疼痛—解剖学的アプローチ

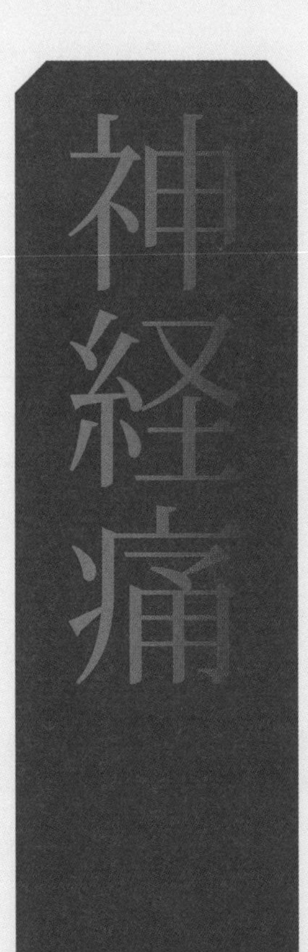

❶ 神経障害性疼痛

器質性の痛みは，第4章で解説した侵害受容性疼痛と，本項で解説する神経障害性疼痛に分類される。

神経障害性疼痛は，しびれ，電撃痛，ちくちく，ピリピリ，ビリビリあるいはジリジリといった“オノマトペ”で表現されることが多い。さらに，同じ責任病巣で説明できる運動麻痺を伴っていれば，侵害受容器ではなく，神経線維または神経細胞そのものが障害されている根拠となる。幸い神経障害性疼痛は神経走行を理解していれば解剖学的にアプローチできるので，侵害受容性疼痛の鑑別よりも認知負荷は小さい。感覚神経を末梢から中枢へたどりながら鑑別を進めてみよう（図1）。

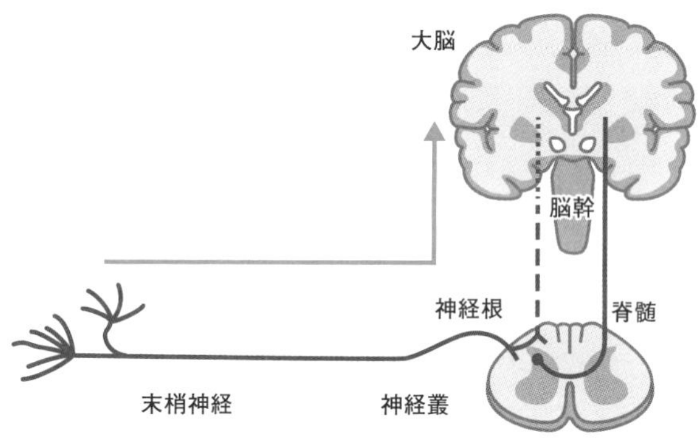

図1 痛みを伝える感覚神経

❷ 末梢神経

末梢神経障害は症状の分布から単神経障害，多発神経障害，多発単神経障害のいずれかを考える。

1. 単神経障害（mononeuropathy）

物理的な絞扼や圧迫で生じる1本の末梢神経障害で，症状の局在（図2）[1)]と，絞扼部位の圧迫や叩打による症状誘発（トリガーポイントまたはTinel徴候）が診断の参考になる。

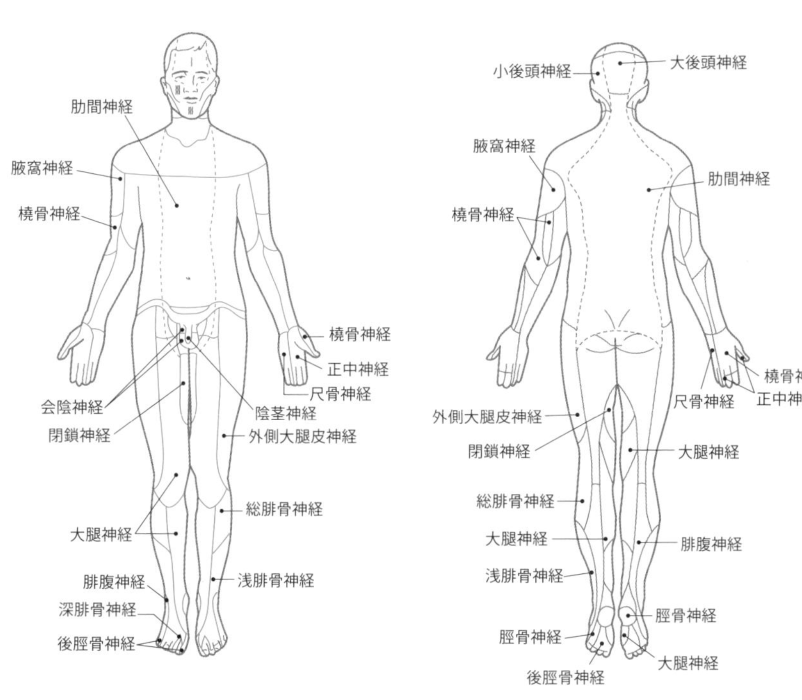

図2 単神経障害の分布

（文献1より作成）

正中神経（手根管症候群）（図3）

手根管症候群は中年女性が手指の疼痛・しびれを訴えたときに最初に想起すべき病態である（☞コラム「手根管症候群の運動症状」p64参照）。全身疾患に合併（表1）することが多いために，単神経障害ではあるが半数以上は両側性である。したがって，片側

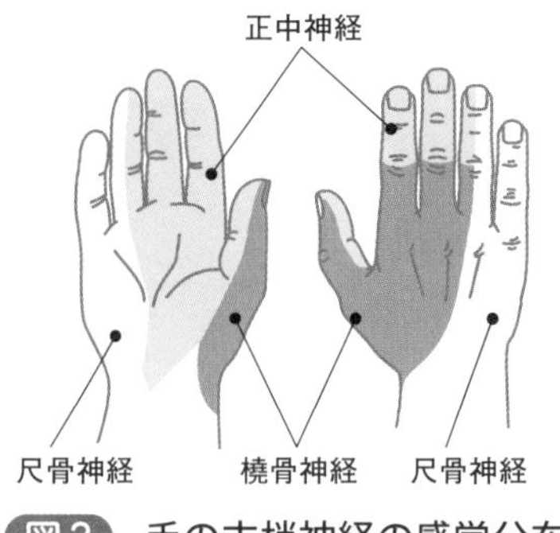

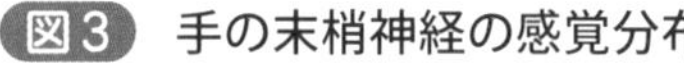

図3 手の末梢神経の感覚分布

表1 MEDIAN TRAP（手根管症候群の鑑別）

Myxoedema（甲状腺機能低下症）
Environment（作業）
Diabetes（糖尿病）
Idiopathic（特発性）
Acromegaly（先端肥大症）
Neoplasma（腫瘍）
Trauma（外傷）
RA（関節リウマチ）
Amyloidosis（アミロイドーシス）
Pregnancy（妊娠）

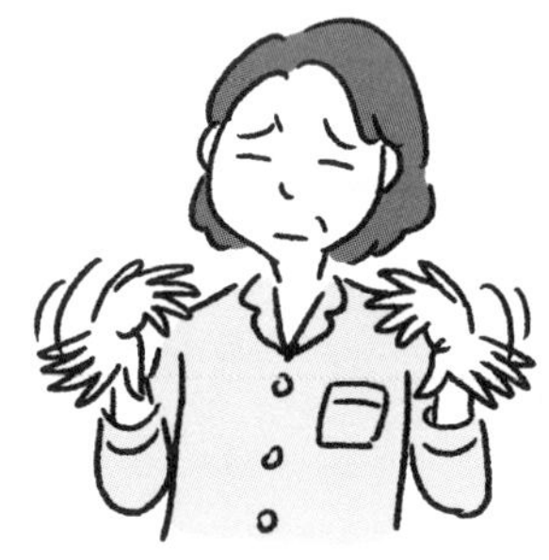

図4 flick sign

手指のしびれを訴えた場合，特に高齢男性ではまず頸椎症を考える。

手根管内圧上昇による正中神経圧迫がその病態であり，内圧が上昇する手関節屈曲位や伸展位（前者はPhalen test，後者はreverse Phalen test），あるいは絞扼部位の圧迫や叩打で症状が誘発される。睡眠中も屈曲位となりがちなので夜間や朝方に悪化し，手を振ることで内圧が下がり症状が軽減する（flick sign：図4）。

正中神経掌側枝は手根管の外を通過するため，手根管症候群では母指球部分はスペアされる。母指球部分を含む痛みの場合は，より近位で正中神経が絞扼される回内筋症候群を考える。

尺骨神経（図3）

尺側手根部（Guyon管）による絞扼が知られている。第四指の片側の感覚障害が見られた場合は，正中神経障害と同様に診断の役に立つ。

橈骨神経（図3）

運動障害（下垂手）として発症し，感覚障害を訴えることは少ない。

外側大腿皮神経

鼠径靱帯辺りでの肥満，妊娠，タイトな下着やズボンなどの圧迫により，大腿外側部（ズボンのポケット辺り）に感覚異常を生じる。

後脛骨神経（足根管症候群）

足関節内果後下方の屈筋支帯下トンネルで圧迫され，足底痛を生じる（図5）[2)]。足首の背屈・外返しテスト（dorsiflexion-eversion test）が有用である（図6）[2)]。

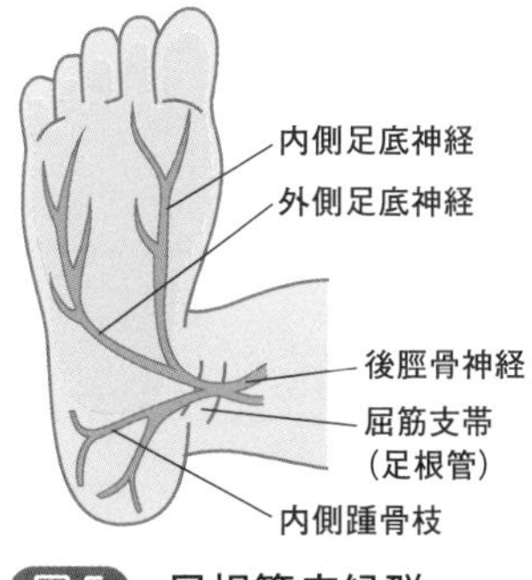

図5　足根管症候群
絞扼されうる神経と足底の感覚障害部位（青色部分）。（踵内側を含む場合もある）
（文献2より作成）

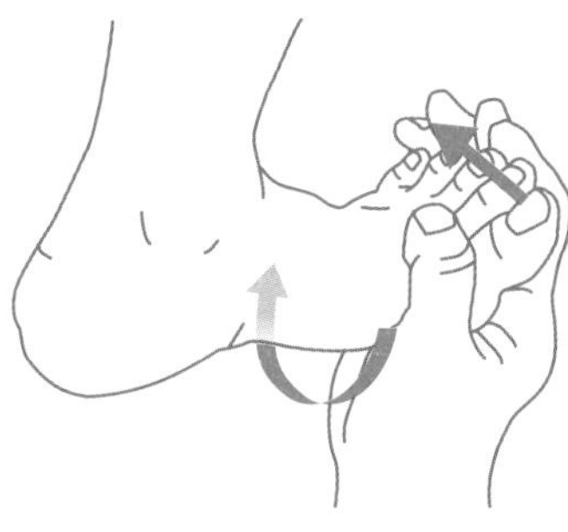

図6　dorsiflexion-eversion test
足首を最大に背屈・外返しすることで，症状を誘発させる。（文献2より作成）

2. 多発神経障害(polyneuropathy)

代謝性疾患(糖尿病, 尿毒症, アルコールなど)に好発する病態で, 対称性・緩徐進行性という特徴を示す。長い神経の遠位側から侵されるために, 足部から上行して膝まで来ると手指に出現し, 最終的には靴下手袋ネクタイ型(stocking-glove-necktie type)となる(図7)。

急速進行性や両手足同時発症の場合は, 炎症性脱髄性神経炎や砒素中毒など代謝性以外の病因を考える。

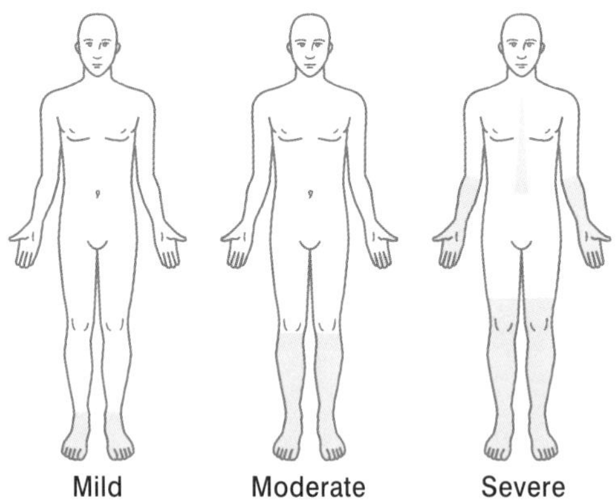

図7 多発神経障害の重症度による分布
(UpToDateより作成)

3. 多発単神経障害(mononeuropathy multiplex)

複数の単神経障害が非対称性に発症し, 原因の多くは血管炎である。

❸ 神経根

デルマトーム(図8)[3]に沿った細長の感覚障害が決め手となるが，遠位末端領域だけの症状を呈することがある(signature zone：図9)。signature zoneと単神経障害との鑑別は，絞扼部位刺激での誘発が参考になる。たとえば母指のしびれを訴えた場合，手根部のTinel徴候であれば正中神経障害，頸椎圧迫負荷で誘発されれば頸椎症による根症状と判断できる。

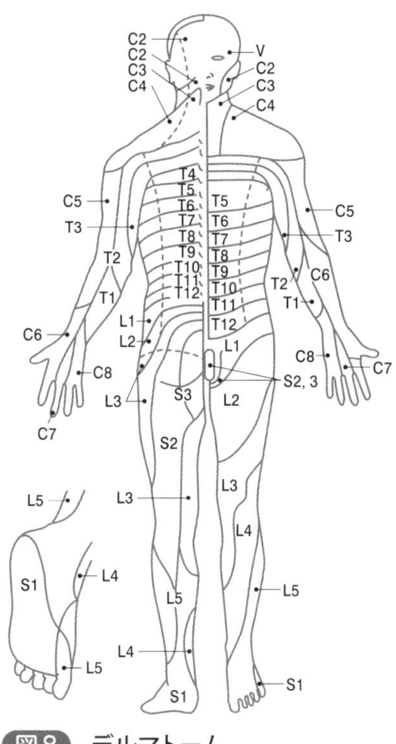

図8 デルマトーム

(文献3より作成)

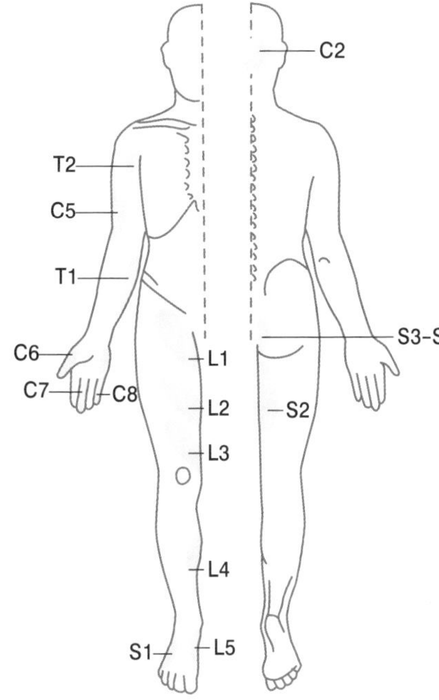

図9 signature zone

(UpToDateより作成)

❹ 神経叢

デルマトームや末梢神経障害で説明できない一肢近位部の広範囲の疼痛・しびれは神経叢障害を考える。パンコースト症候群，胸郭出口症候群，糖尿病などが原因となる。

❺ 脊髄

以下のような特徴がある。

・体幹の感覚レベル（感覚障害の上限が水平になる）。

・感覚脱失を生じ，しびれや疼痛を呈することは少ない。

・温痛覚と深部覚の経路が分かれているため，一方の障害が回避され，解離性感覚障害（温痛覚と振動覚の解離）を呈する（図10，11）。

・触覚は両方の経路を上行するために保たれる（図12）。

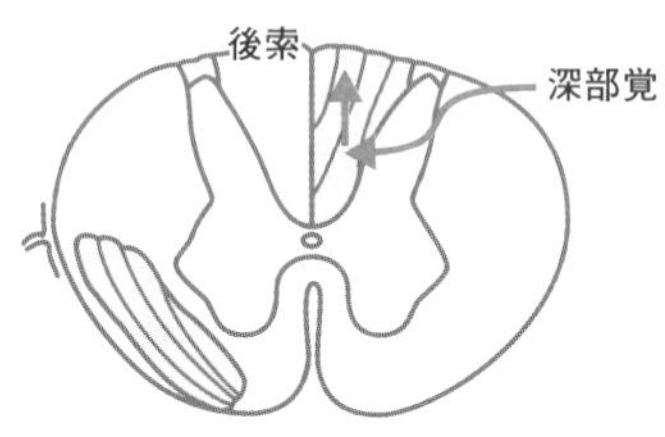

図10　深部覚の脊髄内経路

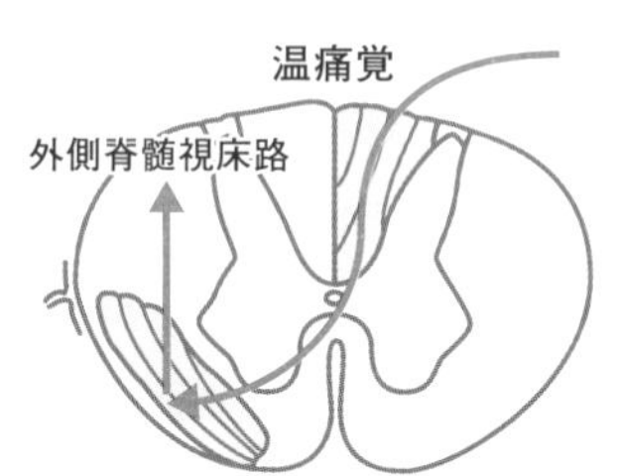

図11　温痛覚の脊髄内経路

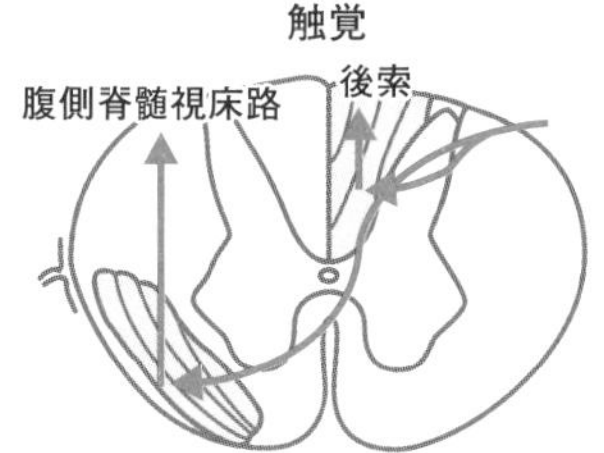

図12　触覚の脊髄内経路

6 脳幹および脳神経

顔面の感覚障害は三叉神経障害を考える。脳幹を出たあとの三叉神経が，蛇行する脳動脈と接して生ずる三叉神経痛がよく知られており，第3枝領域に好発して片側顔面の電撃痛を繰り返す。

ここでは三叉神経の感覚障害で注意すべきことを解説する。

1. 第1枝は頭頂部まで支配

第1枝が頭頂部まで支配しているために，顔面痛ではなく，頭痛が主訴となりうる(図13)。毛髪に被われた皮疹に気づかないと，第1枝領域に好発する帯状疱疹を見逃してしまう(図14)。

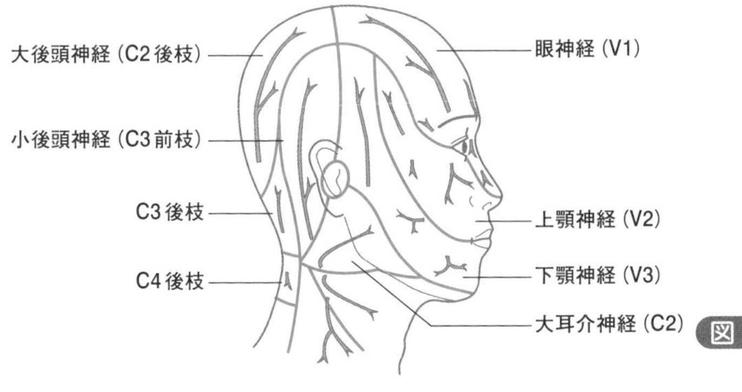

図13 頭頸部の感覚神経

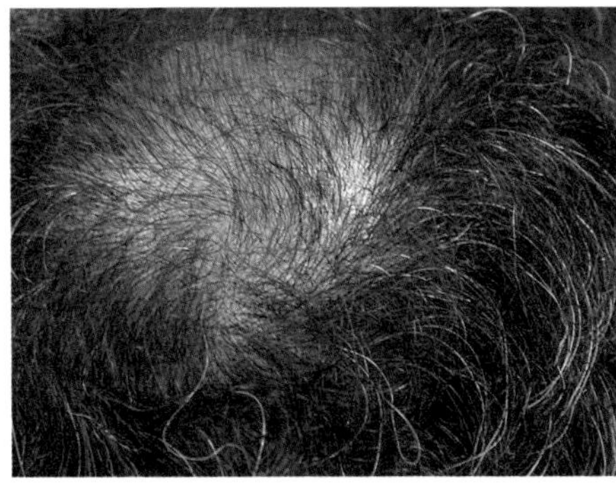

図14 頭皮の帯状疱疹

2. 下顎角はC2支配

下顎角（エラ）は三叉神経ではなく，大耳介神経（C2）支配である（図13）。顔面のしびれがエラを含む訴えの場合は，三叉神経では説明できないので心因性の根拠となる。

3. 温痛覚と触覚

三叉神経は温痛覚を中継する脊髄路核，触覚を中継する主知覚核に分かれるため，脳幹内で障害されると解離性感覚障害を生じる（図15）。

この点で臨床的に重要なのがWallenberg症候群である。延髄梗塞はCT所見に乏しいため，神経学的所見，特に顔面の感覚脱失の同定が重要となる。延髄障害の場合，下方分布する脊髄路核は侵されるが，橋に限局する主知覚核は侵されないので触覚は正常である。したがって延髄病変を疑った場合は，温痛覚を調べなくてはならない。

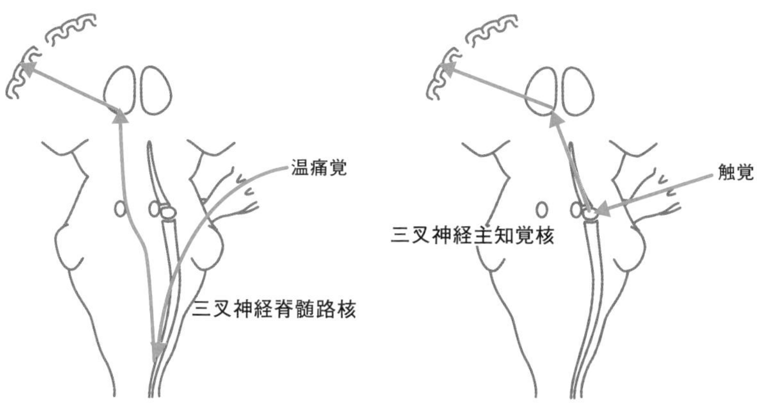

図15 脳幹内の三叉神経核（温痛覚と触覚）

4. 障害分布

脳幹から出たあとの障害である第1枝～第3枝の感覚分布に対して，脊髄路核が障害された場合の障害分布は玉ねぎ様になる（図16）。脊髄路核の顔面周辺領域に分布する線維は頸椎C2まで下降して再上昇するため（図16），稀ではあるが高位頸椎症によって鼻や口回り，あるいは目や頬部を回避した形の感覚障害を呈することがある。この場合，エラの部分の感覚障害は連続したC2領域で説明できるため，顔面周辺領域だけの感覚異常を心因性と誤診しないように注意すべきである。

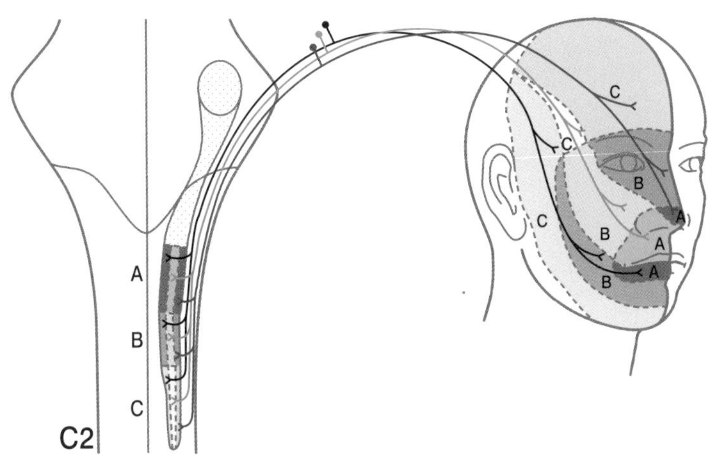

図16 三叉神経脊髄路核と玉ねぎ様感覚支配

5. 振動覚

振動覚を中継するのは脊髄中脳路核であるが，頭蓋骨は1つの骨の塊なので，振動覚を調べることでの左右局在診断はできない。したがって，顔面の振動覚に左右差がみられた場合は心因性の根拠となる。

7 大脳（視床）

顔面を含む半身の感覚障害は視床を中心とした大脳病変が考えられるが（図1），脱落症状なので愁訴になりにくい。したがって，しびれや痛みを主訴に受診した場合，大脳病変の可能性は低いと言えるが，視床病変ではしびれや疼痛を惹起することがあり，その例として一側の母指・示指の掌側面と同側口唇部にしびれをきたす手口感覚症候群（cheiro-oral syndrome）がある（図17）。これは母指と口唇からの感覚線維が近接して走行する部分の小梗塞で生じる（図18）。

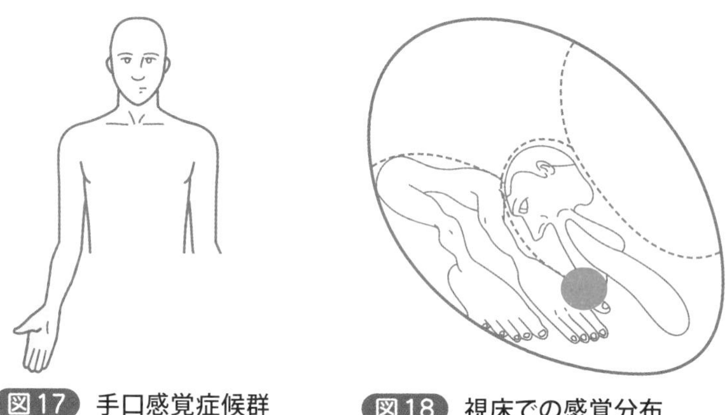

図17 手口感覚症候群

図18 視床での感覚分布

COLUMN ▶手根管症候群の運動症状

手根管症候群の運動障害をみるには母指外転筋をチェックするとよい。母指対立筋も侵されるが，小指がカバーして対立可能になってしまうので，母指外転筋に比べて判定が難しい。

母指は可動域が広いために，他の関節の動きとは呼称が異なり，特に外転と伸展を混同しやすい。母指の外転は，掌面に母指を直角に立てる動きとなる（図19）。

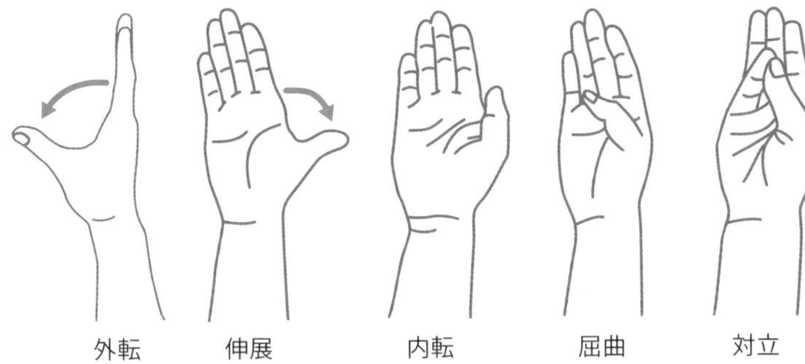

図19 母指の運動

【文献】

1） 水野美邦，編：神経内科ハンドブック，第4版．医学書院，2010.

2） 生坂政臣，編著：外来診療のUncommon Disease．日本医事新報社，2014.

3） 田崎義昭，他：ベッドサイドの神経の診かた，第18版．南山堂，2016.

第 6 章

心因性疼痛―器質性疾患への紛れ込みを見抜く

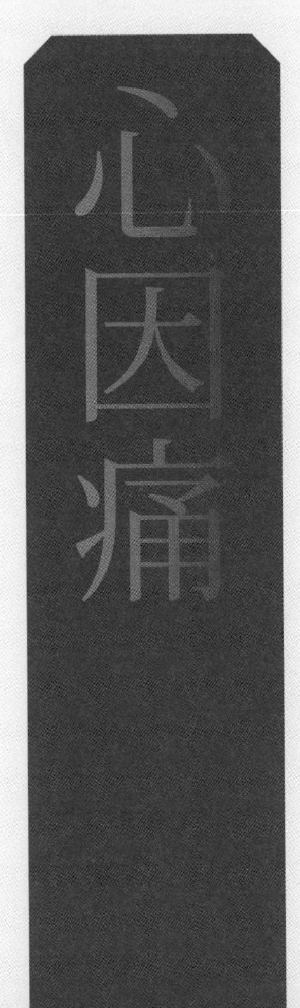

1 虚偽性障害

症例 **45歳，医療職：右季肋部痛**

現病歴：半年前より右大腿部の有痛性皮下硬結を訴え，これまでも他の場所にできた硬結が摘出によって治癒しており，今回も皮下硬結摘出目的で当院皮膚科へ入院中の患者。入院中に右季肋部痛が出現したために当科コンサルトとなる。以前から胆道ジスキネジアによる腹痛発作を繰り返しており，ソセゴン®以外は効かないという。

既往歴：ウェーバー・クリスチャン病（20歳よりステロイド長期内服，および十数回の皮下結節摘出），それに合併した腹腔内血管腫に対して開腹手術（腸管切除1回，開腹観察4回），両側大腿骨頭置換術（ステロイドによる無菌性骨頭壊死），胆道ジスキネジア。

身体診察：体温35.2℃，脈拍72／分，血圧95／70mmHg。右季肋部に圧痛あり。体動での悪化なし。マーフィー徴候陰性。カーネット徴候強陽性。腹部および四肢に多数の手術痕あり（図1）。

一般血液・生化学検査：異常値は軽度の小球性貧血のみ。

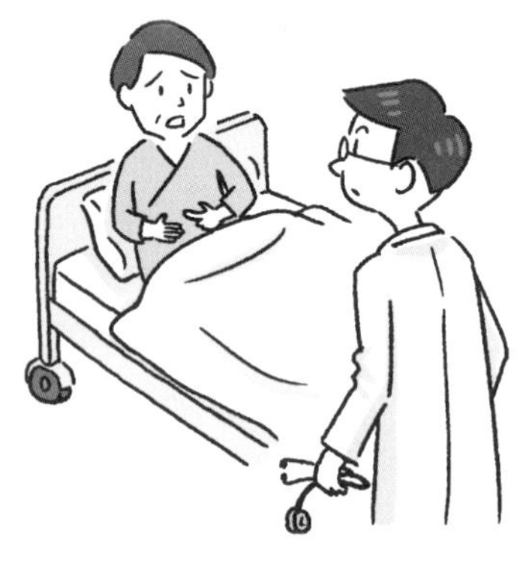

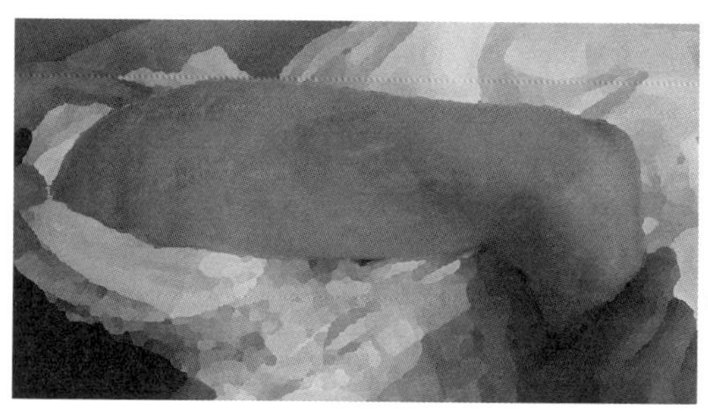

図1 左上腕にみられた多数の手術痕
（オリジナル写真を加工済み）

多数の手術痕を見たとき，特にそれが医療職患者であった場合は虚偽性障害，いわゆるミュンヒハウゼン症候群を想起しなければならない。外科的処置を最初から強く希望し，病巣を発見できない試験開腹を繰り返している場合も本疾患の確率を上げる。本疾患は麻薬濫用と強い関連があることが報告されており[1]，また本患者の既往歴であるウェーバー・クリスチャン病は多様な疾患の集合体で，30人中5人が人為的脂肪織炎だったという報告もある[2]。

カーネット徴候強陽性は筋骨格系由来の腹壁痛を示唆しているが，心因性疾患でも強陽性となり（☞コラム1「カーネット徴候」p77参照），本症例の右季肋部痛は体動で悪化しないことから，腹壁痛よりも心因性の可能性が高い。患者は，右季肋部痛の詳細について聞かれることを嫌がり，精神科コンサルトをほのめかすと怒りを露わにした。

皮膚科での部分切除病変の病理組織では石灰化のみで炎症細胞浸潤を認めず，ウェーバー・クリスチャン病に合致しなかったため，前医の患者所見を取り寄せる許可を得るべく本人から電話してもらうように依頼したが，様々な理由をつけて連絡を取ることに難色を示した。病院スタッフの努力で何とか取り寄せることが決まると，皮下硬結摘出手術を即時施行してくれないことを理由に急遽自己退院していった。その後，前医には受診歴そのものがないことが判明した。

本患者は見破られる度に医療機関を転々とする30年来の虚偽性障害と考えられた。皮下硬結の分布も四肢近位部と腹部に集中しており，頭頸部，会陰部や手の届かない背部にはみられていない。一般に虚偽性障害には以下のような特徴がみられ[3]，本症例にすべて合致した。

・患者が医療について幅広い知識を持っている。

・診断検査や外科的処置を受けるのに熱心である。
・治療を行っても症状が軽減せず，むしろ悪化する。
・多くの病院を頻繁に受診した病歴がある。
・医師が過去に治療を受けた別の医師と話をすることに抵抗する。
・症状の自己誘発や病歴改変の証拠がある。
・偽りの症状を演じる動機が認められない。
・陰性の検査結果が戻ってくると別の病院に移ってしまう。

2 心因性疼痛へのアプローチ

心因性疼痛とは身体的に痛みの原因を認めず，心理的，社会的な要因により生じる慢性疼痛である。うつ病，不安障害，虚偽性障害，身体症状症など，多くの精神疾患において痛みが主訴となることがある。ただし器質的な慢性疼痛は抑うつ症状を合併するので，うつ病の存在をもって心因性疼痛と判断してはならない。心因性疼痛の場合でも，抑うつによる疼痛抑制系の減弱により，実在する器質的疼痛を強く感じてしまっていることが多い。

心因性疾患を前提に精神科を受診する患者とは異なり，器質性疾患に紛れ込んだ，あるいは器質性疾患と併存する心因性疾患を見抜くのは至難の業である。「心因性疾患を制する者は総合診療を制する」と言っても過言ではないほど，その診断のハードルは高い。そのためか，まずは可能性が低い器質性疾患を含めて精査し，器質性疾患を除外したあとに心因性と判断する診療になりがちである。

しかし，これは医療資源の乏しい環境では実現困難な方略であり，そもそもすべての器質性疾患の除外は不可能である。さらに器質性疾患除外のための相次ぐ検査は，肉体的，経済的負担に加えて，「医師は何らかの深刻な病気を疑って検査をしている」という解釈を生み，患者の不安を確信に変容させ，後に「異常なし」と判明しても，もはや訂正不能な心気的状態に陥らせてしまうことが少なくない（**予言の自己成就**※1）。

このような心気的患者を生み出さないように，心因性疾患が少しでも疑われた場合は，器質性疾患精査後ではなく，診察初期の段階でその可能性を告げておかねばならない。

※1：予言の自己成就（self-fulfilling prophecy）とは，思い込みにもかかわらず，その予期を実現するような行動を取ることによって，それが現実になる現象。
医師がある深刻な病気の可能性に対して検査を施行すると，その検査が高額であったり侵襲を伴うものだったりするほど，患者の疑いや不安が確信に変容し，実際に脳が当該の症状を作り出してしまう。たとえば筋萎縮性側索硬化症（ALS）を心配して受診した患者に，医師が筋電図などの痛みを伴う検査を繰り返すと，その検査が陰性であっても，患者は自分がALSに罹患しているという確信を深めてしまい，実際には存在しないはずの脱力が進行して日常生活を送れなくなることがある。

3 2通りの心因性疾患

当教室では心因性疾患を疑ったときに，患者自身が**治りたいと思っているのか，それとも潜在意識の中で治りたくないと思っているのか**を見きわめるようにしている。うつ病や不安障害は前者であり，診断は比較的容易で※2，中等症未満であれば治療に対する反応も良好である。

難しいのは，精緻なバイオサイコソーシャルアプローチ※3が必要となる後者であり，葛藤がベースとなる転換性障害，病者の役割（☞コラム2「病者の役割（sick role）」p78参照）が複雑に絡み合う心気症や疼痛性障害，疾病利得のない虚偽性障害が含まれる。既知の疾患に当てはまらない原因不明の症状（medically unexplained symptom：MUS）も，これらの疾患の鑑別となるため，診断・マネージメントは困難を極める。

※2：気分障害でも双極性障害は1型，2型ともに診断が難しい。

※3：バイオサイコソーシャルアプローチとは，バイオ（bio，生理的・身体的機能），サイコ（psycho，精神的・心理的状態），ソーシャル（social，社会環境）の3つの側面からの包括的診療。

❹ 詐病

無意識下で完治を望んでいない心因性疾患と鑑別しておく必要があるのが詐病である。症状を演出する点では虚偽性障害と同じであるが，保険金などの疾病利得が，患者によって明確に意識されているかどうかが鑑別点となる。前述の虚偽性障害の症例は，皮下に異物を埋没させては外科的処置で取り出させる自作自演が疑われるが，その外的動機が見当たらない点で詐病とは異なる（表1）[4]。

虚偽性障害以外の心因性疼痛では症状の演出はなく，実際に痛みを感じているものの，無意識下に疾病利得を得るメカニズムが働いた結果であることが少なくない。そのため痛みが原因で仕事に行けない，家事ができないなど，一見すると疾病利得があるようにみえるが，診断書の要求などの具体的要求がなければ安易に詐病と判断すべきでない。

表1 心因性疼痛と詐病の鑑別

	症状の演出	動機
心気症，疼痛性障害，転換性障害	無意識	無意識
虚偽性障害	意識的	無意識
詐病	意識的	意識的

心気症，疼痛性障害はDSM-IVから引用。DSM-Vで前者は病気不安症，後者は身体症状症に包含される。
（文献4より作成）

5 “治りたくない”心因性疾患の特徴（器質性疾患との比較において）

治りたくない心因性疾患と器質性疾患との鑑別は診断学で最も難易度が高い領域と言えるが，前者には以下に示すような特徴がある。先に述べた通り，これらは不安障害やうつ病などの治りたいと思っている一般的な心因性疾患との鑑別点にはならないことに注意する。

1. 抗不安薬がまったく効かない

抗不安薬による症状改善をもって心因性と判断する考え方をしばしば耳にするが，器質性疾患においてもプラセボ効果が発生するため，薬効によって器質・心因の判定をしてはならない。まして長期にわたって苦しんでいる患者に不安や抑うつは必発であり，抗不安薬による症状改善はむしろ存在して当然と言える。

抗不安薬が治りたい心因性疾患に著効するのは当たり前だが，プラセボ効果を含めてまったく効かない場合は，治りたくない心因性疾患の可能性が高くなる。そのような患者は，そもそも処方を望んでいないので，継続服用を拒む傾向がある。

2. 薬の副作用が出やすい

本当に治りたいのであれば，多少の副作用が出ても医師の言葉を信じて服用を継続しようと思うが，一度服用しただけで副作用のために止めました，と言う場合は，治りたくない心因性疾患の可能性を考える。逆に効果を感じないのに，服用を続けている場合は，藁をも摑む気持ちの表れであり，器質性疾患の可能性が高い。

3. 好きなことをやっている最中も症状が改善しない

抗不安薬の薬効と同様に，楽しいことならできる場合は心因性疾患と考える風潮がある。しかしスポーツの試合中に骨折に気づかず，試合が終わってから痛み出すことがあるように，器質性疾患でも物事に集中しているときは痛みを感じにくくなる。疼痛から意識が逸れたときに器質痛が軽減すること（distraction）は誰しも経験することであろう。

一方で，治りたくない心因性疾患の場合，痛みが意識の大半を支配し，ある意味で痛みに取り憑かれているために，そもそも物事を楽しんだり集中したりすることができない。したがって，好きなことをやっていても痛みは不変という問診結果になる。

4. “後ろ向き適応”

治るためにあらゆる手を尽くす器質性疾患の患者は，服薬だけでなく，日常生活の中で様々な疼痛軽減策を試みて，仕事や家事などの責務をできる範囲で全うしようとすることが多い（“前向き適応”）。一方，治りたくない心因性疾患の場合は対策を取らずに責務を放棄し，「症状悪化を怖れて」と言い訳しつつ，現状で可能な仕事ですら回避する“後ろ向き適応”になりがちである。

5. 当該症状での精神科受診歴がない

通常の心理では，命に危険が及びうる器質性疾患よりも，命には別状がない心因性疾患のほうが受け入れやすいはずであるが，治りたくない心因性疾患の患者は，根底に他者から真の病者であることを認めて欲しいという欲求があるために，より同情を得やすい器質性疾患であることを主張し，精神科受診に強い抵抗を示す傾向がある。

そのため患者が当該症状で自ら精神科を受診していた場合は，治りたくない心因性疾患の可能性は低くなる。ただし当該症状以外での過去の精神科受診歴については，その限りでない。

6. 精神科受診勧奨に抵抗する

上述のように，治りたくない心因性疾患患者は器質性疾患へのこだわりが強いため，精神科受診に強い抵抗を示す。抵抗の度合いは，症状の演出が意識的である詐病と虚偽性障害できわめて強く，心気症や疼痛性障害はしぶしぶながら受け入れる傾向があり，転換性障害は受け入れの抵抗が小さい。逆に心因性と病名宣告されて安堵し，**精神科受診勧奨を喜んで受け入れる場合は，器質性疾患見落としの可能性を再度吟味したほうがよい。**

7. 緩解因子に乏しい

治りたくない心因性疾患の場合，緩解因子は治癒の糸口になりうるために，意識的あるいは無意識に何をやっても改善しない，と主張する傾向が強い。その意味で，緩解因子の存在は器質性疾患を示唆している[5)]。増悪因子は緩解因子ほどこの鑑別に有用でないが，増悪因子がすべて1つの病態で説明できる場合は器質性疾患を考える。

8. 初期に症状が完成したあとの横ばいの経過

治りたくない心因性疾患は初期に症状が完成し，その後，横ばいの経過をたどることが多い。ただし症状をアピールするために“悪化している”と主張することもあるため，「半年前にできて現在できなくなっている日常生活は何か」などと具体的に尋ねて矛盾点がないことを確認する必要がある。たとえば，痛みは半年で倍増しているのに，仕事を除けば日常生活でできなくなったことはない，と判明した場合はおそらく悪化していない。

また，心因性疾患の多くは緩徐発症であり，急性発症や進行性の臨床経過は器質性疾患を示唆しているが，転換性障害は突発ないし急性発症することに留意する。

9. 症状の有無をハイ，イイエのみで回答できない

症状の有無をハイ，イイエのみで答えるように尋ねたときに，器質性疾患であれば症状は現実なので，その有無を容易に答えられるが，治りたくない心因性疾患の場合は脳内で作り上げた症状（当教室では「脳内プログラムされた症状」と呼んでいる）なので，理屈をたどる必要があり，なぜそうなるのかを説明しながらの冗長な回答になってしまう。

10. 身体診察で症状が強く表れる

先に述べた通り，カーネット徴候が強陽性になる場合は心因性の可能性がある。その他の例として，ロンベルグ徴候では閉眼で著しい動揺を呈することがあるが，極端に傾いても転倒することはなく，そこから体位を戻せることが逆に正常なバランス感覚を示している。身体所見や日常生活から予想されるよりも，はるかに強い痛みを訴えるのも治りたくない心因性疾患の特徴である。痛みの強さの客観的評価は難しいが，たとえば睡眠が妨げられな

い痛みは軽症と判断できるので，眠れるのに激痛のために仕事ができない，という訴えはこれに該当する。

COLUMN1 ▶カーネット徴候

腹痛が内臓由来なのか腹壁由来なのかの鑑別は臨床上きわめて重要であるが，問診だけでは必ずしも区別できない。この鑑別法がカーネット徴候である。まず患者の両腕を胸の前で組ませて仰臥位とし，あらかじめ確認しておいた圧痛部位を軽く圧迫して圧痛を誘発する。ついで頭部と両肩をベッドから少しだけ持ち上げるよう命じる。この動作により，腹腔の構造物を動かすことなく腹直筋を収縮させることができる（図2）[6)]。

もし腹腔内臓器や壁側腹膜に炎症があれば，この動作は筋性防御の役割を果たすので痛みは軽減し（カーネット徴候陰性），圧痛が不変の場合は腹壁由来の痛みを示唆する（カーネット徴候陽性）。また，腹壁の筋骨格系に痛みの原因があれば，この動作により痛みが増強するので，当教室ではカーネット徴候強陽性と判定している。ただし，強陽性は疼痛をアピールしたい，あるいは痛みの閾値が低下している。詐病や心因性の腹痛でもみられることに注意すべきである[7)]。

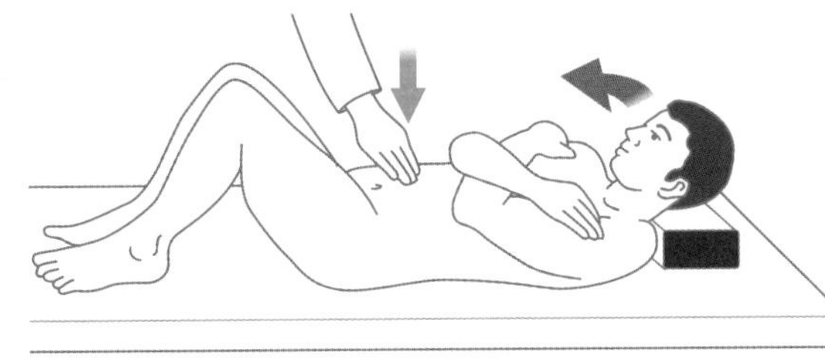

図2　カーネット徴候

【判定】
陰性：圧痛減弱→腹腔内臓器由来の疼痛を示唆
陽性：圧痛不変→腹壁性の疼痛を示唆
強陽性：圧痛増強→腹壁筋骨格系の疼痛を示唆（ただし詐病や心因性を含む）

（文献6より作成）

COLUMN2 ▶病者の役割（sick role）

パーソンズは「病者の役割」を４つの側面で捉えている[8)]。第１に，病者は種々の社会的責務を免除され，医師はそれらを保証し合法化する役割を果たす。第２に，病者は病気や自己の置かれた立場に責任を持たず，他人の援助を受ける権利がある。第３に，病者は早く回復しようと努力しなければならない。そして第４に，病者は専門的援助を求め，医師に協力しなければならない。

これらは急性疾患の治癒促進という目的に適っているが，慢性疾患や心因性疾患では不都合が生じてくる。特に後者においては，繰り返される器質性疾患除外のための検査により，患者は病気の存在の疑いを強め，さらなる検査を希望してドクターショッピングを重ねていく。この過程で，初期であれば受け入れたであろう「心因性疾患である」という説明にも抵抗を示すようになる。その間，患者は“病者”として社会的責務から免除される利得を享受し，その条件となる病院通いを続ける。また医師への依存が強まり，自ら治ろうとする努力を放棄してしまう。このような「病者の役割」が強化された患者の症状は難治化する傾向があり，様々な臓器専門医受診後に行き着く総合診療科でのチャレンジングケースとなる。

「病者の役割」の強化を避けるために，心因性疾患が疑われる患者には，診察初期に心因的理由でも当該症状の原因となりうることを気づかせる必要がある。そのためには検査の前の丁寧な患者説明がカギとなる。

【文献】

1） Kent JD：J Subst Abuse Treat. 1994；11(3)：247-51.

2） White JW Jr, et al：J Am Acad Dermatol. 1998；39(1)：56-62.

3） MSDマニュアル家庭版：自らに負わせる作為症
https：//www.msdmanuals.com/ja-jp/ホーム/10-心の健康問題/身体症状症および関連症群/自らに負わせる作為症（2022年1月27日閲覧）

4） Goldman HH, ed：Review of General Psychiatry(Lange Medical Books). McGraw-Hill Medical, 2000.

5) Suzuki S, et al:J Pain Res. 2017;10:1411-23.

6) 生坂政臣:めざせ! 外来診療の達人. 第3版. 日本医事新報社, 2010, p102.

7) Takada T, et al:Intern Med. 2011;50(3):213-7.

8) Parsons T:The Social System. The Free Press, 1951.

第 7 章

医者が誤解する患者の言葉
～日本語の曖昧さを乗り越える～

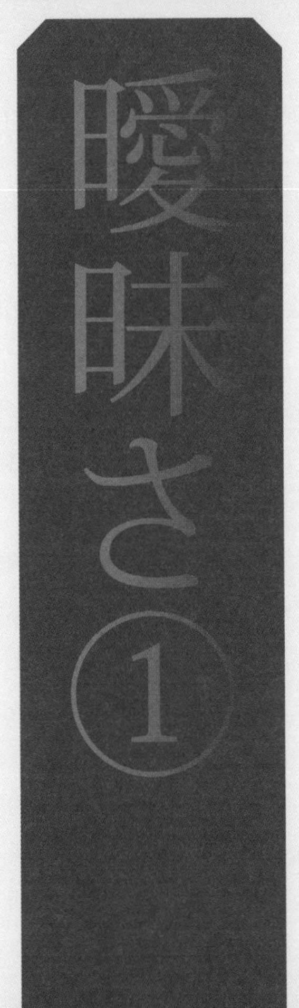

1 日本語の多義性に基づく誤判断

1.「わき腹」とは……

症例 58歳男性：右わき腹の痛み

2日前からの同主訴で受診。身体診察で右の肋骨脊柱角（CVA）に叩打痛を認める。

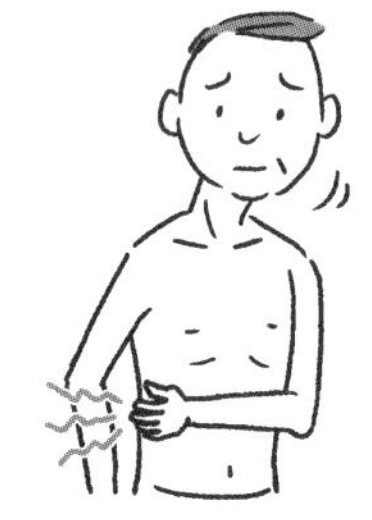

初診医は“わき腹”を側腹部という医学用語に置き換え，同側のCVA叩打痛から尿管結石を考えたが，尿検査に異常を認めないために指導医に相談したケースである。

体の部位を表す言葉は，解剖学を叩き込まれた医者と患者との間ではもちろんのこと，人によってもかなり異なる。たとえば提示症例の“わき腹”が指す範囲は，腋窩直下から腸骨上縁まで，医療者，患者を問わず様々である。ゆえに“わき腹”が痛いと言った場合には，側胸部から側腹部まで，臓器で言えば肺から肝胆道系，大腸，腎，尿管まで鑑別する必要があり，さらに右側では虫垂も含まれる。同様に「わき」と患者が言った場合でも，医療者が想像する「腋窩」ではなく，「腋下」すなわち側胸部を指していることもある。

尿管結石や腎盂腎炎を示唆するCVA叩打痛は胸膜炎を含めて近接臓器の炎症でも陽性となる。本症例は深吸気での疼痛増強も認めていたが，深吸気時に下降する横隔膜が腎臓を圧迫するために，尿管結石でも矛盾しないと担当医は考察したようだ。実際には腎被膜に炎症が及ばない尿管結石で吸気による悪化は考えにくい。胸部CTでは右下肺野の浸潤影と胸水を認め，肺炎・胸膜炎が本症例の右わき腹痛の原因であった（図1）[1)]。

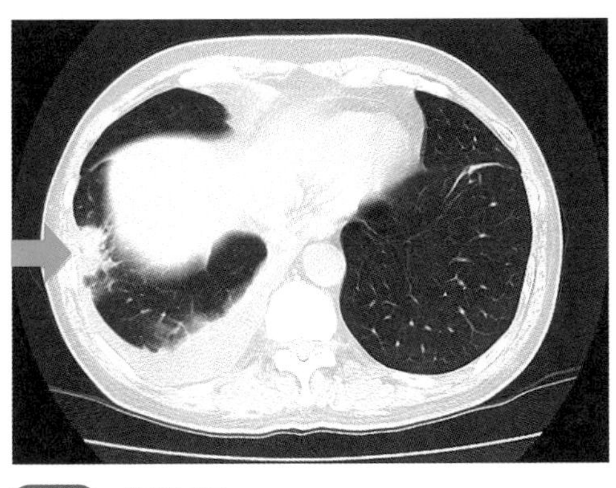

図1 胸部CT
右下肺野の浸潤影（矢印）と胸水を認める。
（文献1より引用）

このように日本語の多義性に基づく患者と医療者のミスコミュニケーションは頻繁に目にする。たとえば英語圏のdizziness, vertigo, faintness, unsteadinessは，それぞれがまったく異なる病態であるが，日本語ではどれも「めまい」と表現される。また，患者の訴える「しびれ」には医療者が想像する感覚障害だけでなく，運動麻痺が含まれる。ただしこちらは英語圏でも，しびれ（numbness）と脱力（weakness）が間違われることがあるので，正座後のしびれと脱力の切り分けが難しいように，日本語というよりも神経症状の特性から来るものなのであろう。

多義性による混乱を最小限にするために，日本語ならではのオノマトペで対応するとよい。「しびれ」の性状を尋ね，ビリビリするのであれば神経障害性の感覚障害であり，麻痺のことを指しているのではないとわかる。「めまい」の性状も，フワフワ，グルグル，フラフラ，気が遠くなるような，の形容で，それぞれ非回転性，回転性，複合型感覚障害，失神寸前状態などの病態を推察できる。

2.「のど」とは……

日本語の曖昧さを示す例をもうひとつ紹介しよう。

症例　25歳男性：のどの違和感

1年前より同主訴が出現し，横ばいの経過で現在に至っている。嚥下での寛解増悪はない。ときどき微熱や空咳を伴うという。

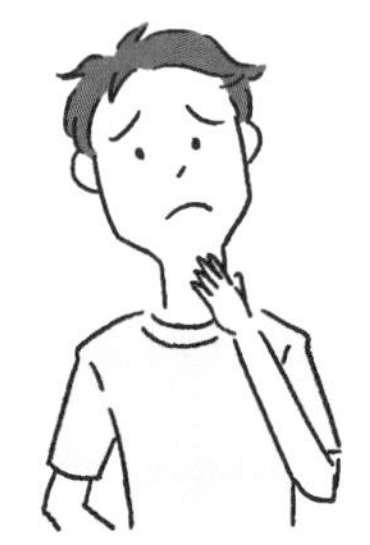

患者が「のど」の症状を訴えたときに，医療者は直感で病気の頻度が他を圧倒する感冒を想起し，「咽」の漢字を当てるであろう。しかし「喉」も「のど」と訓読みする同音異義語である。頸部前方を一言で表現する日本語がないこともあり，患者の言う「のど」が意味する範囲は相当に広い。

慢性症状の鑑別に最も重要な問診は増悪・寛解因子である。嚥下での悪化はないので，おそらく嚥下物が接触する咽頭，扁桃，喉頭，食道に異常はない。実際にこの患者は他院で喉頭ファイバースコピーや上部消化管内視鏡検査を受け，異常は見つかっていなかった。また，嚥下筋や嚥下に連動して動く甲状腺などの構造物由来の症状ではないとわかる。さらに嚥下（食事）で寛解しないとの回答から咽喉頭異常感症の可能性も低くなる。

嚥下で悪化しないので関連痛も鑑別の対象になるが，その前に「のど」の症状の鑑別に有用なもうひとつの問診である，**真ん中か左右か**を尋ねてみた（☞コラム1「のどに刺さった魚の骨―受診すべきは耳鼻咽喉科？　消化器科？」p90参照）。前頸部を構成する代表的な構造物は中央に位置しているため，のどの症状の多くは正中であるが，左右いずれかの場合は対になっている構造物に原因を絞り込める。上記の構造物で対になっているのは扁桃と甲状腺葉であり，加えて筋肉，リンパ節や頸動脈がある。

この患者は正中でなく，左右両側に違和感があると答えた。前頸部の丁寧な触診にて拍動に一致した縦長の圧痛部位を認めたことから高安動脈炎を想起し，PETで両側頸動脈に異常集積を確認した（図2）。高安動脈炎における咳嗽は，肺動脈，頸動脈やその分枝の上咽頭動脈などの炎症が，近傍の咳レセプターや迷走神経を刺激することで生じると考えられている[2)]。

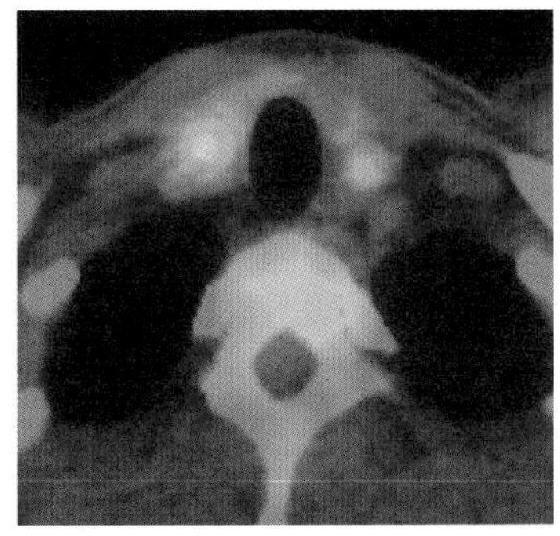

図2　PET
両側頸動脈に異常集積を認める。

3. 「腰」とは……

このほか，体の部位を示す日本語では腰痛も要注意である。解剖学的な意味での「腰」であれば，その多くが良性の筋骨格系疾患であるが，下背部を腰と表現した場合は，胸腔内臓器疾患が鑑別に含まれるので，命に関わる病態の確率が高まる。いずれの場合も患者に患部を指し示してもらうことにより，正確な部位を把握できるが，電話相談や研修医からの口頭でのコンサルテーション時は要注意である。

2 患者自身の不正確な言葉の選択

たとえば,「立ち上がったとたん倒れた」のであれば起立性低血圧による失神を考えるが，これを患者が「立ち上がろうとしたら倒れた」と表現した場合，中腰で最大の筋力を要することから，熟練医は脱力が起こったと考えてしまう。大腿筋が高度に収縮した状態，あるいは蹲踞は，血管抵抗が上昇しており，起立性低血圧が起こりにくい姿勢だからである。言葉の上ではわずかな差であるが，想起すべき病態はまったく異なるのである。

患者をイメージしながらの病歴聴取は診断の基本であり，この修練により，込み入った病態の診断も可能になる。しかしこれには，誤った表現を額面通り受け取ってしまうリスクと隣り合わせであり，虚偽の患者申告と併せて病歴診断のチャレンジングな一面と言える。

ちなみに，この失神(寸前)状態を表す言葉としてしばしば患者が用いるのが「貧血」である。赤血球やヘモグロビン濃度減少を表す言葉として用いる医療者との齟齬が最も頻繁に生じる日本語である[3)]。

症例　62歳女性：下腹部の違和感

2カ月前から同主訴が生じるようになった。両足底から下腹部にかけて弱い電気に当たっているような感覚もある。いずれも歩行で増悪する。

歩行で増悪する下肢の症状は間欠性跛行を示唆するが，下腹部の症状を説明できない。そこで下腹部の具体的な場所を確認すると，外陰部だと判明した。腰椎MRIを施行したところ，L4/5で馬尾の圧迫を認めた(図3)[4)]。腰部脊柱管狭窄症は神経根型と馬尾型に大別され(図4)[5)]，本症例のような馬尾型では下肢や殿

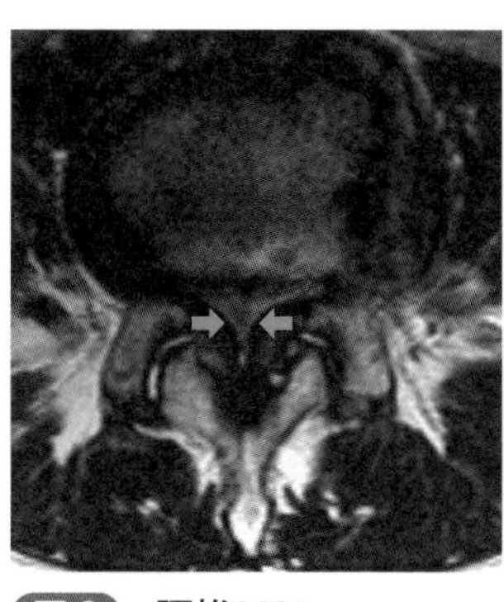

図3　腰椎MRI
L4/5で馬尾の圧迫を認める。　（文献４より引用）

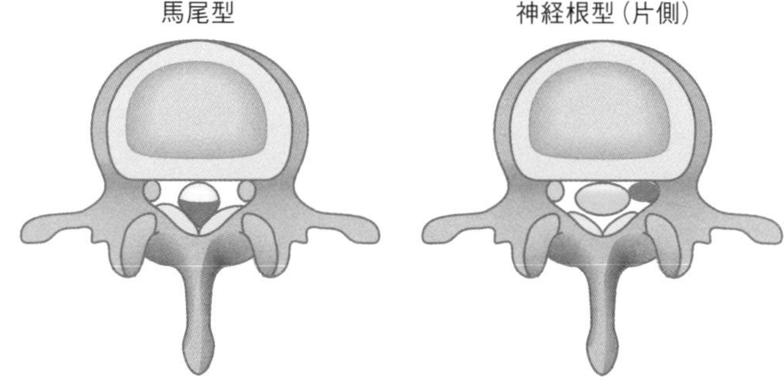

図4　腰部脊柱管狭窄症の神経障害パターン
圧迫された神経部位を濃い青で示す。

（文献５より作成）

部だけでなく，会陰部にしびれ，ほてり，灼熱感などの異常感覚を生じる。本患者の会陰部痛はプロスタグランジンE_1誘導体製剤により軽快した[4)]。

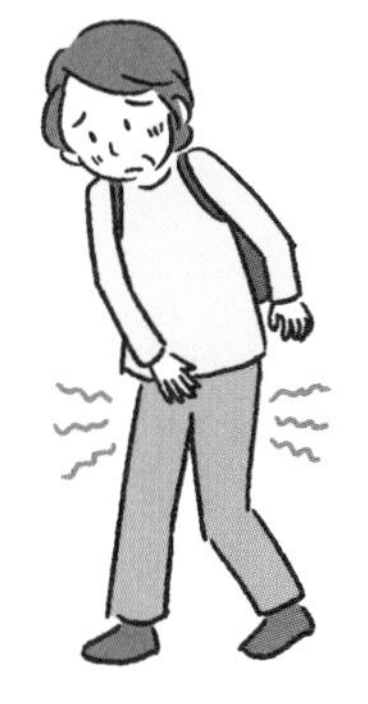

会陰部を指す日本語を口にするのがためらわれるために，下腹部と言い換える患者にしばしば遭遇する。したがって，特に女性患者が下腹部痛を訴えた場合は，羞恥心からの婉曲表現の可能性を考慮し，会陰部の疾患を含めた鑑別を行う必要がある。

3 言語化できない症状

症例　64歳男性：咽頭，四肢，亀頭部が“しんしん”する

8年前からの症状で，明け方に悪化し，日中の症状は軽微。どこに行っても精神病患者扱いされる。デパス®服用中。患者が持参した，症状とそれらの出現部位の絵を示す（図5）。

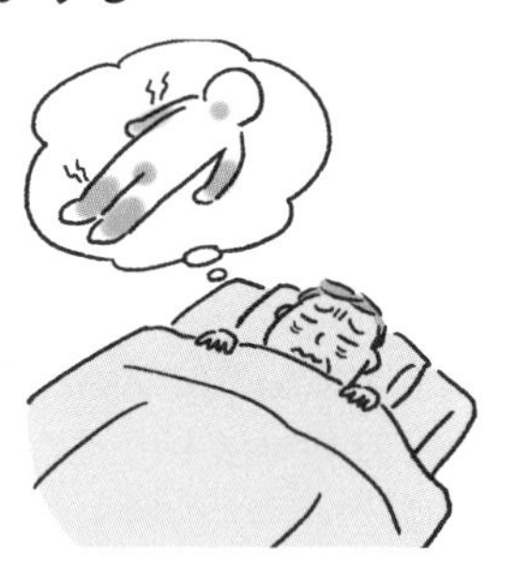

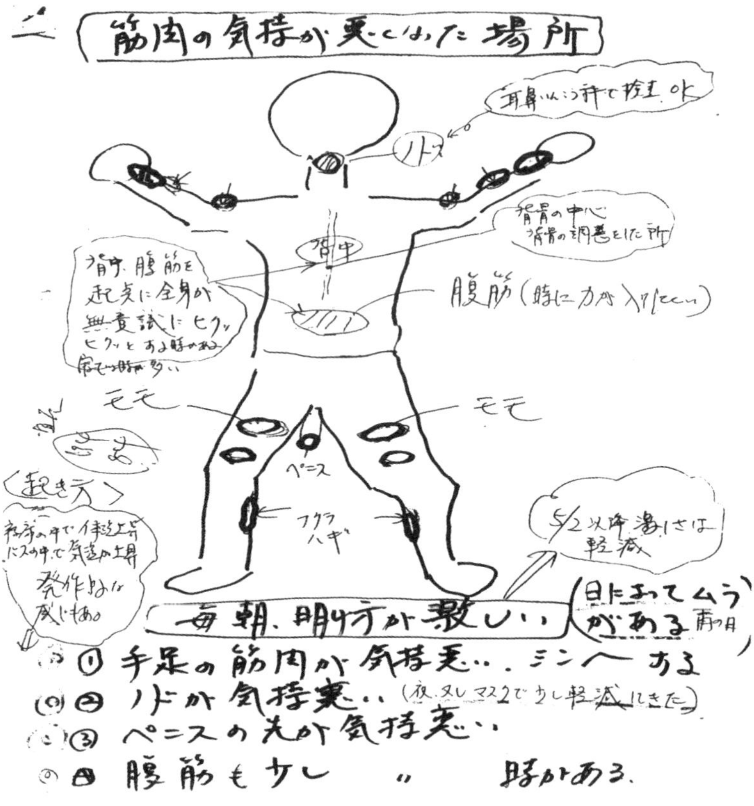

筋肉の気持が悪くなった場所

ノド

背中

腹筋（時に力が入りにくい）

モモ

ペニス

フクラハギ

〈起き方〉

5/2以降激しさは軽減

毎朝、明け方が激しい

日によってムラがある

①手足の筋肉が気持悪い…ミン～する

②ノドが気持悪い（夜、ヌレマスクで少し軽減してきた）

③ペニスの先が気持悪い

④腹筋も少し 〃 時がある。

図5　患者自身が描いた症状とそれらの出現部位

患者が描いた絵からは精神疾患を想起してしまうが，明け方に悪化，日中に軽快，という増悪緩解因子，特に明確な緩解因子は器質的疾患を示唆しており（☞第6章参照），感覚異常は全身性であるものの，この2つの特徴はむずむず脚症候群（restless legs syndrome）に合致する。この患者を診察した2007年当時は明らかにされていなかったが，現在では下肢だけではなく，restless face syndrome，restless arm syndrome，restless genital syndromeなど，全身のあらゆる場所に生じることがわかっており，restless throatもそのうち報告されるのではないかと予想する。

本症例はプラミペキソール0.125mg/日により，8年間続いたすべての症状が48時間以内に消失した。

日本語云々以前に，そもそも言語化できない症状がある。これまで経験したことのない生まれて初めての感覚は，とりあえず過去の経験から推し量って表現するしかない。その代表がパーキンソン病の錐体外路症状のひとつである筋強剛（筋固縮）である。持続的に筋緊張が高まっている状態により，思ったように手足が動かない点で脱力と表現したり，運動症状なのに過緊張から生じる痛みとして感じてしまうこともある。同様にドーパミン不足が関与している疾患としてむずむず脚症候群も，引っ張られる，捻れる，ふるえる，瘙痒感，収縮感，圧迫感などの様々な表現となり，心因性と誤診されがちである。

このように**奇異または曖昧な症状**の患者を診た場合は，当教室では錐体外路症状を筆頭に以下の病態や疾患を鑑別するように心掛けている。

①錐体外路症状

②統合失調症

③その他〔脳炎・脳症，認知症，方言，日本語が母語でない，隠された受療動機（hidden agenda）〕

COLUMN1 ▶のどに刺さった魚の骨―受診すべきは耳鼻咽喉科？消化器科？

魚の骨がのどに刺さって取れないときに，耳鼻咽喉科と消化器科のどちらに行くべきか悩むことはないだろうか。喉頭辺りに留まっているのか，既に食道に落ち込んでいるのかが自分自身でもわからない。喉頭ファイバースコピーのほうが細くて楽なので，できれば耳鼻咽喉科に行きたいが，食道ならば上部消化管内視鏡が必要である。

この解決に重要な問診が，**引っかかった場所が真ん中か左右のいずれか**か，ということである。真ん中であれば食道を示唆するが，左右のいずれかに偏っていれば舌根から喉頭のどこかに留まっているはずであり，喉頭ファイバースコピーで済ませられる。

提示の２例は，のどに魚の骨が引っかかってしまった筆者自身の写真である。両者とも感覚からすると咽ではなく喉であったが，１例目は鯛の骨で喉の真ん中の痛み（図6），２例目は鰻の骨で喉の右側の痛みだったために（図7），それぞれ消化器科と耳鼻咽喉科を受診し事なきを得た。院内でも別の科だったので，懲りない人だと恥をかかずに済んだ次第である。

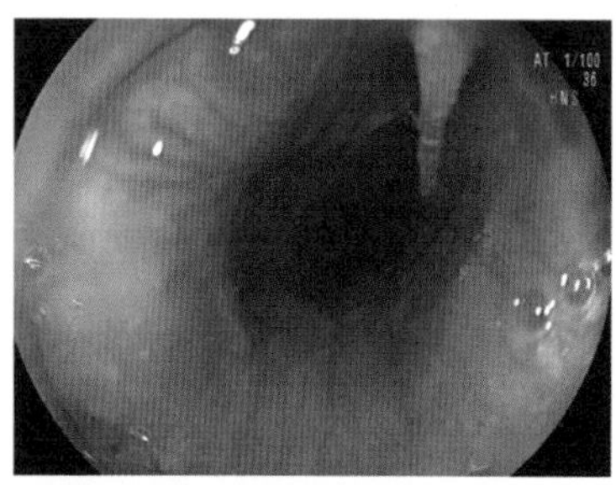

図6 上部消化管内視鏡
食道入口部に刺さった鯛の骨。

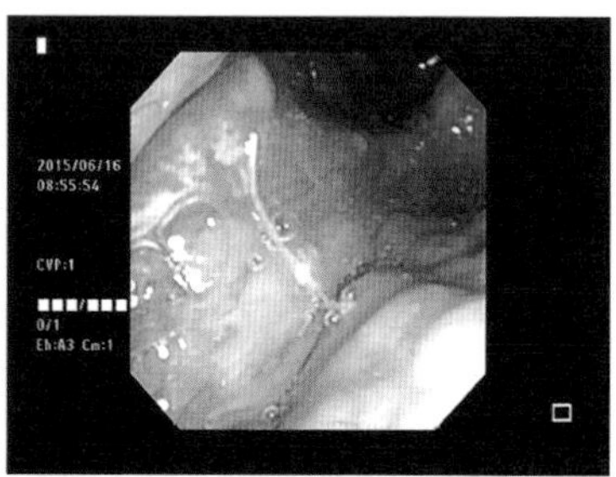

図7 喉頭ファイバースコピー
右舌根部に引っかかった鰻の骨。

COLUMN2 ▶解釈モデルと医学モデル

患者と医者のすれ違いは言葉だけでなく事象の解釈にも生じる。次の症例を見てみよう。

症例　62歳男性：食後の堪えがたい頭痛[6)]

2週前より毎食後1時間で出現する，えぐられるような片側頭痛を主訴に受診。食事量の少ない朝食後にはないが，昼食と夕食後には必ず生じるという。

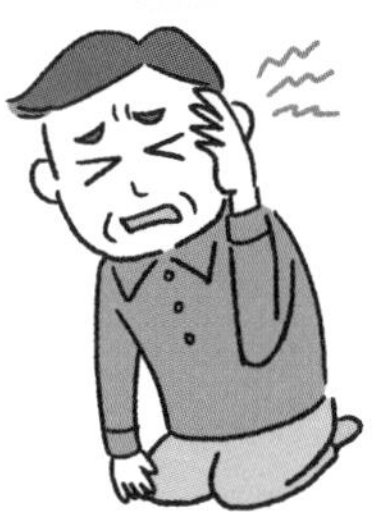

この患者の解釈モデルは食事による頭痛であるが，食後頭痛を説明する医学モデル構築が難しいので，食事と関連しつつもまったく別の隠れた頭痛の原因，すなわち**交絡因子**を探す必要がある。たとえば頭痛を誘発しうる亜硝酸薬などを食後に服用しているようなパターンである。食事との関連を確認するために，昼食や夕食を抜いたらどうなるのかを尋ねると，食事を抜いたことはない，と返答した。このことから，この患者はきわめて規則正しい生活を送っていると想像し，頭痛は食事とは無関係に特定の時刻に起こっているのではないかと考えた。まさに概日リズム（circadian rhythm）に沿って生じる群発頭痛である。

患者の解釈モデルの把握は，医学モデルとの解離が大きいときの患者説明に必須であるが，それを鵜呑みにすると**確証バイアス**に陥ってしまう。確証バイアスとは都合の良い現象だけを記憶に残し，解釈に合わない現象を無視する認知プロセスであるが，患者自身の解釈モデルも確証バイアスに基づいていることが多い。大脳は負荷がかかる反証ではなく，追認で済む確証バイアスが大好物だからである。

本患者の頭痛はプレドニゾロンとイミグラン点鼻薬頓用で完全にコントロールされた。丁寧に説明したが，それでも患者は最後まで食事が原因であると思い込んでいた。“食後に起こる”群発頭痛であると。

【文献】

1） 鈴木慎吾, 他：医事新報. 2014; 4697: 1-2.

2） Kondo T, et al: Intern Med. 2018; 57(9): 1309-12.

3） 国立国語研究所「病院の言葉」委員会：病院の言葉を分かりやすく—工夫の提案. 勁草書房, 2009.

4） 鈴木慎吾, 他：医事新報. 2015; 4732: 1-2.

5） 菊地臣一：日整会誌. 1988; 62(5): 567-75.

6） 生坂政臣：めざせ！外来診療の達人. 第3版. 日本医事新報社, 2010, p175-80.

第8章

医者が誤解する患者の言葉
～日本語の曖昧さを乗り越える（続）～

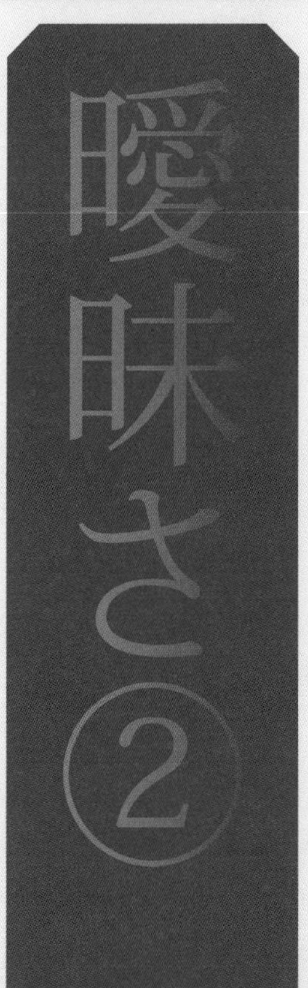

1 言語化できない症状 その2

症例 **66歳英国人男性：歩行中の両下肢脱力**

2年半前より歩行中に両下肢に力が入らなくなる症状が出現した。10分程度歩いたあとに両膝の力が抜け，立ち止まると数分〜15分ほどで軽快する。日英両国の様々な医療機関で精査するも原因不明[1)]。

第7章の続きで，表題について考えていこう。

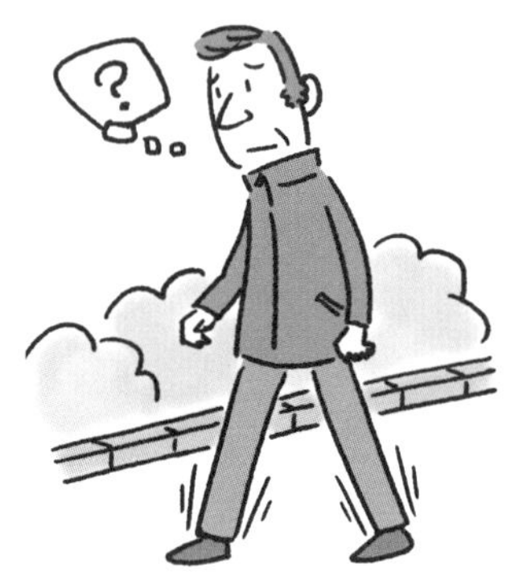

歩行開始後に決まった時間で発症し，立ち止まると改善することから間欠性跛行が想起されるが，痛みやしびれなどの感覚障害を伴うはずであり，また回復までの時間が15分というのも長すぎる。そもそも，ひざまずいたり転倒したりすることがない点で真の脱力なのか疑問が残る。そこで脱力を「思ったように力が入らない」と解釈し，言語化困難な不随意運動を鑑別に挙げた。外来で歩かせたところ，10分ほどで症状が出現し，不随意運動は観察できなかったものの，一時的に筋緊張が高まる発作性労作誘発性ジスキネジア（paroxysmal exertion induced dyskinesia：PED）に矛盾しないと考えた。診断的治療としてのカルバマゼピン200mg/日で症状が半減し，300mg/日に増量した時点で消失した。

ジストニアやアテトーシスなどの不随意運動は持続性のイメージがあるが，発作性にも出現し，発作性ジスキネジアと総称される。運動誘発性，労作誘発性，運動とは無関係のストレス誘発性と睡眠誘発性が知られている（**表1**）[2)]。

表1 発作性ジスキネジアの分類

	PKD	PED	PNKD	PHD
誘因	急激な運動開始，驚愕，過呼吸	5～15分間の持続運動，受動運動	ストレス，月経，疲労，暑さ	ストレス，月経，疲労
持続時間	数～10数秒（5分以内）	5～30分程度（2時間以内）	2分～4時間	1分以内（夜間のみ）

PKD：発作性運動誘発性ジスキネジア，PED：発作性労作誘発性ジスキネジア，PNKD：発作性非運動誘発性ジスキネジア，PHD：発作性睡眠誘発性ジスキネジア　（文献2より改変）

小児～青年期に発症するが，壮年期以降の例もある。抗てんかん薬によって改善することが多いため，稀ではあるが本疾患を疑うことは臨床上重要である。

2 患者の言葉に医師の想像力が追いつかない

症例　52歳女性：足が飛び跳ねてしまう

1年前より上記症状が出現し，徐々に悪化。玉ねぎをむくときにふらつく，味がピリピリするなどの症状もある。

あまり耳にすることのない主訴に加えて，つかみ所がない複数の症状があるために，いわゆる不定愁訴症候群として扱われがちなパターンである。実際にこの患者も複数の大学病院，有名総合病院をドクターショッピングし，その都度，抗不安薬や抗うつ薬を処方されていた。受診時の歩行に異常は観察されず，同行した家人も見た目に異常はないという。しかし，患者が感じている症状を正確に言語化していたとすると，足が飛び跳ねるというのは，関節が曲がった瞬間に伸展することに他ならず，生理学

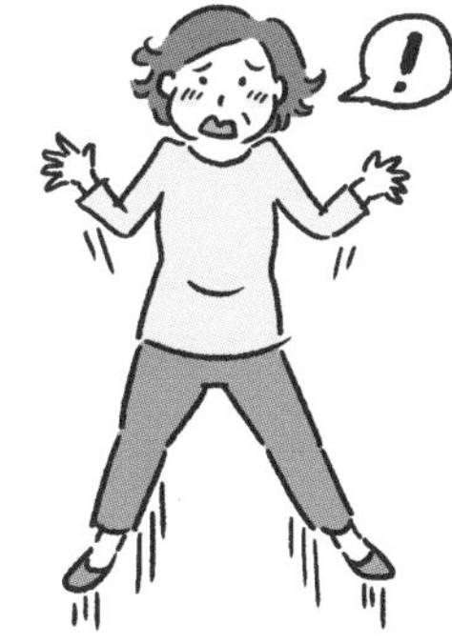

的に言えば伸張反射の亢進状態を指している。案の定，身体診察で膝蓋腱反射は著明に亢進していた。また，玉ねぎをむくときにふらつくとは閉眼時のふらつきを意味すると考え，確認すると洗顔時のふらつきも存在した。これらの症状は視覚情報遮断時のふらつきであるロンベルグ徴候と同義であり，深部感覚障害が疑われる。両下肢腱反射亢進と深部感覚障害は脊髄病変，すなわち亜急性連合性脊髄変性症を示唆しており，またピリピリする味の原因を（ハンター）舌炎と考えると，すべての症状がビタミンB_{12}欠乏症で説明できる。

本患者の血中ビタミンB_{12}値は確かに低値であり，菜食主義者ではなかったことから吸収不全を考え，上部消化管内視鏡検査を施行したところ高度の萎縮性胃炎が見つかった。ビタミンB_{12}吸収には胃からの内因子が必要であり，萎縮性胃炎ではその分泌が不十分になる。内因子抗体や胃壁細胞抗体は陰性だったが，ピロリ菌が陽性であった。本患者はピロリ菌除菌とビタミンB_{12}経口投与により，すべての症状が改善した。

振り返ってみると，本患者は症状を見事に言語化していたにもかかわらず，医療者にとって聞き覚えのない症状であり，また見てわかる歩行異常がなかったことで，担当医が病態を想像できなかったと思われる。患者の症状をイメージしながらの病歴聴取は特に難解例の診断に重要であるが，映像化できるレベルで聴取できたとしても，明らかな異常を観察できないような場合は十分と言えない。このようなケースでは映像化を一歩進めて，患者になりきる意識で病歴聴取する以外に診断をつける方法はないのかもしれない（☞コラム1「患者の症状を映像化する」p100参照）。

3 主訴が鍵となる症状をマスクしてしまう

症例　31歳男性：激烈な全身痛

前日，起床時に身動きができないほどの全身の痛みがあり近医受診。血液検査で異常なく帰宅。
当日，起床時に再度全身の痛みで救急車を要請。点滴にて改善後，午後になって当科紹介。受診時の身体診察で異常所見なし。

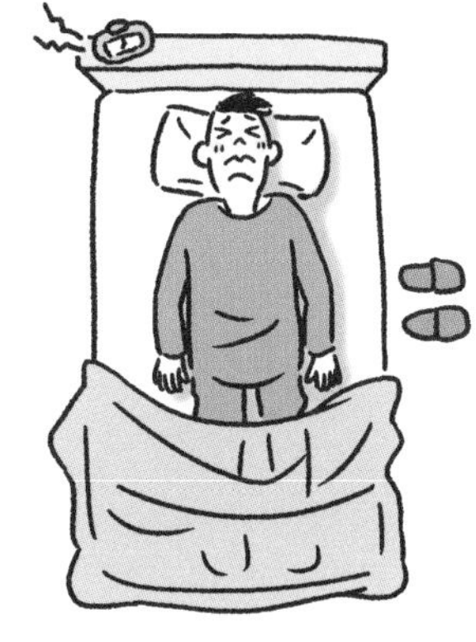

起床後に数時間のみ出現する謎の全身痛であるが，**起床後の筋症状**と解釈すると，脱力の訴えはないものの周期性四肢麻痺が鑑別に挙がる。入院して経口糖負荷試験を行ったところ，四肢・体幹の痛みに加えて低カリウム血症を確認できた（図1）。また，バセドウ病の合併も判明した。周期性四肢麻痺の疾患スクリプトは「痛みのない四肢近位筋の脱力発作」であるが，実際には

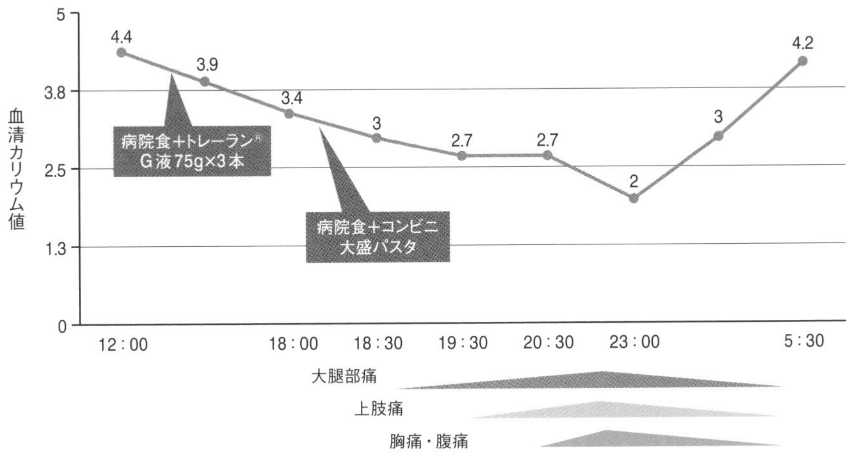

図1　経口糖負荷試験で明らかになった低カリウム血症と筋痛
（上原孝紀先生ご提供）

様々なレベルの筋痛を伴いうることに注意する。

本患者の痛みは激烈であったため，有症時の筋力評価は困難であった。筋肉痛が顕著な場合は，主観的にも客観的にも筋力低下の証明が難しいため，脱力の訴えがなくともその可能性を含めた鑑別が必要である。また，筋痛患者での徒手筋力テストは脱力がなくとも低下することに注意する。

4 患者のウソ

症例 62歳男性：2カ月前からの背部痛

1月中旬に背中を打撲し，それからの体動で悪化する背部痛。
1月下旬，かかりつけ医受診，異常なし。
2月中旬，救急外来受診，異常なし。
3月7日，近医整形外科受診，異常なし。
3月11日，当科受診。痛みは悪化しておらず，横ばいであるという。

胸椎単純X線写真で胸椎自体に骨折の所見はなく（図2），打撲痛ということで経過観察されていた患者であるが，受診日を時系列でみると，それまでの受診間隔が，当科受診直前から急に短くなっている（図3）。打撲から最初の受診まで2週間空いていることからみて，もともと受療閾値の高い（すぐには受診しない）患者と推察されるが，そのような患者が特段の理由なく慌てて大学病院を受診す

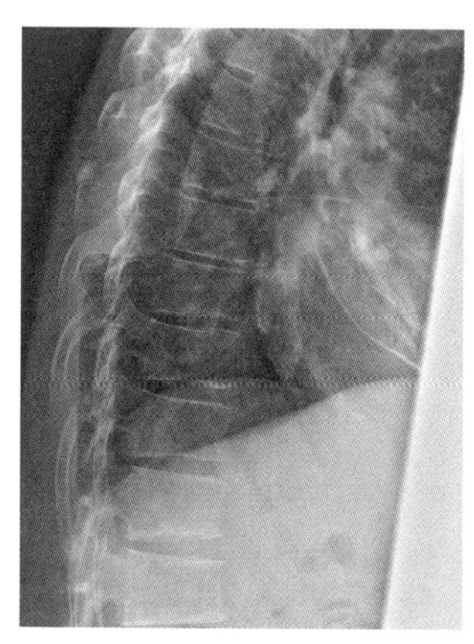

図2 当科受診時の胸椎単純X線写真

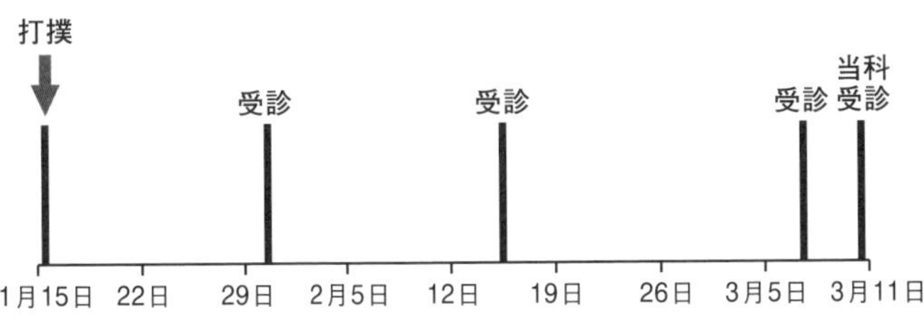

図3 打撲からの受診間隔

るとは思えない。本人は痛みの悪化を否定しているが，外傷性であればむしろ改善傾向にあるはずであり，6週間以上持続するというだけでもRed Flagが立つ（☞第3章参照）。外傷ではなく，亜急性に悪化する感染症や悪性腫瘍を念頭に胸椎単純X線写真を見直すと病変が浮き出てくるであろう（☞コラム2「見たいモノしか見えない」p101参照）。診断は胸膜と肋骨に浸潤した肺癌であった（図4）。病態から考えても疼痛は悪化していた可能性が高く，受療行動がそれを裏付けている。

患者の約3〜6割が医師にウソをついたことがあるとの調査結果がある[3)4)]。この患者も紹介元の医師から処方された鎮痛薬が効いていないとは言いづらく，痛みは悪くなっていない，と担当医にウソをついたと思われる。実際には痛みが悪化していなければ間隔を狭めた受療行動の説明は困難である。**受療行動は症状の深刻度を示す，患者の言葉以上に重要な指標**と考えている。

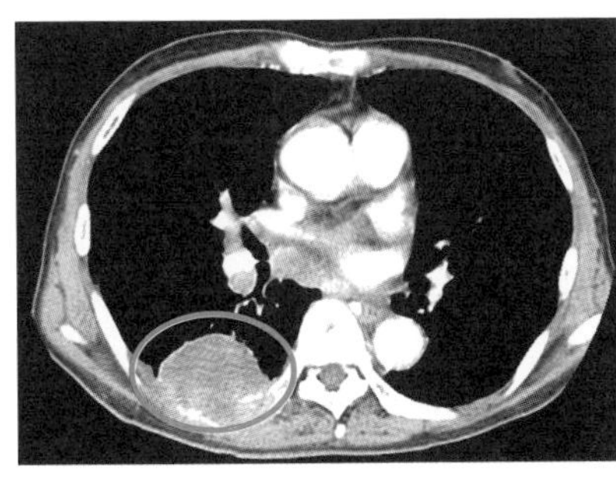

図4 胸部造影CT
右肺野に腫瘤陰影を認める（青枠内）。

COLUMN1 ▶患者の症状を映像化する

図5は筆者が医療監修したNHK「総合診療医ドクターG」の1コマをイラスト化したものである。皆さんは，若年女性の「右肩痛」を演じたこの1枚のカットだけで診断できるだろうか？ 第一のポイントは，右肩痛ではあるものの三角筋周辺ではなく，首寄りに手を当てていることから，僧帽筋の痛みを示唆している点である。僧帽筋稜は頸神経C_4領域であり頸椎症が想起されるが，この年齢では稀なので他の疾患を鑑別しなければならない。**僧帽筋稜は横隔膜病変の関連痛が生じる場所**でもある。横隔膜を支配する横隔神経の遠心路・求心路も，頸神経叢の分枝C_3〜C_5（主としてC_4）から形成されているからである。

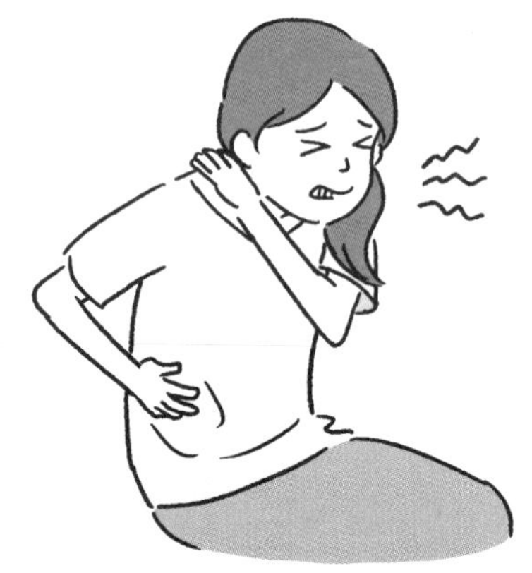

図5 2011年NHK「総合診療医ドクターG」シーズン2，第8回の一コマをイラスト化

さらに患者は右季肋部にも手を当てており，横隔膜病変が僧帽筋稜に関連痛を引き起こしているという病態であれば，このイラストの肢位をすべて説明できる。若い女性の横隔膜病変と言えば，性感染症である肝周囲炎（Fitz-Hugh-Curtis症候群）が想起される[5)]。つまり，このカットだけでFitz-Hugh-Curtis症候群と当たりがつき，他に説明できる疾患はないと言えるほど細かい演技指導が入っている。

2009年にスタートした同番組のパイロット版から医療監修を担当してきたが，実際の患者を細部までイメージできていないと役者に演技指導ができないことに気づいた。医学教育にも使えるような患者再現VTR作成を狙っていたので[6)]，実際の患者に症状の細かい点について，あとから電話で繰り返し尋ねたものである。この演技指導のおかげで，映像化できるレベルで病歴を聴取する習慣が身についた。正確な患者イメージが正確な診断につながるのは言うまでもない。

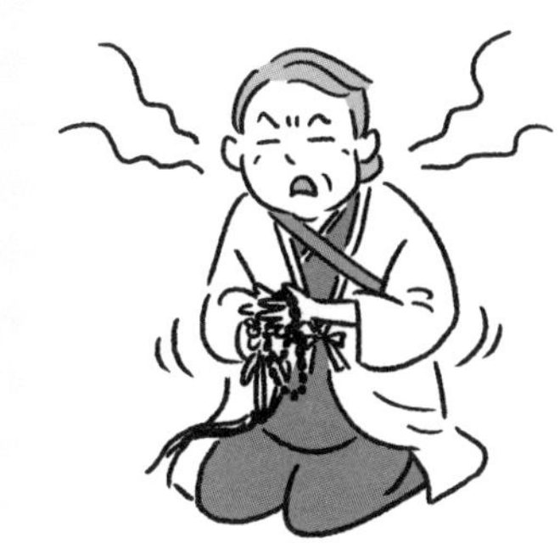

しかし，患者イメージは第三者の視点なので，言語化できない情報を取り込めない。非言語情報を含めて病態を把握するために，症状の映像化から一歩進めて，患者になりきる病歴聴取をめざす必要がある。死者の魂が憑依すると言われる**イタコのイメージ**である。当該疾患に罹患した経験があれば“憑依”は容易であるが，言うまでもなくすべての病気を経験することは不可能であるし，望ましいことでもない。しかし，もし罹患してしまった場合は自らの症状をつぶさに観察し，その経験を診断や患者のケアに活かしたいものである。

COLUMN2 ▶見たいモノしか見えない

「❹患者のウソ」で紹介した症例では，打撲後の背部痛という病歴にとらわれて，骨折を探すと単純X線写真の異常に気づかない（図2）。しかし外傷ではなく，悪性腫瘍という視点で見直すと，胸椎背側にシルエットサイン陰性の半球状の腫瘤病変が浮き出てくる（図6）。このような明らかな所見でも，**想起していない異常は認識しがたい**ことがわかる。

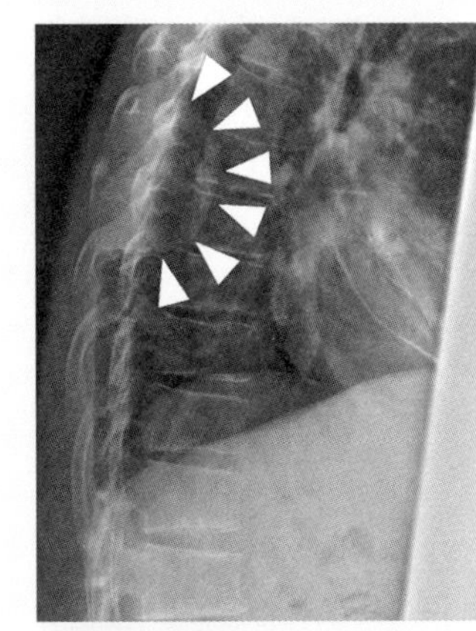

図6 胸椎単純X線写真（再掲）
半球状の腫瘤陰影を認める（矢頭）。

CT画像内に紛れ込ませたゴリラの絵に画像診断医の83%が気づかなかったという報告がある[7]。そのゴリラの絵は平均的な肺病変より48倍大きく，また画像診断医の目の動線は，ゴリラの絵の部分をカバーしているのにもかかわらず見逃されたという。この研究は，たとえエキスパートであっても想定外の所見は認識しがたいことを示している。

結局，見たいモノしか見えないという認知バイアスは誰にとっても避けがたく，その意味で病歴聴取の段階での病態把握の重要性は改めて強調されるべきであろう。

【文献】

1） 石塚晃介，他：医事新報. 2020；5010：1-2.

2） Bruno MK, et al：Neurology. 2004；63(12)：2280-7.

3） 日経メディカルOnline：エイプリルフールだけじゃない 患者の３割は医療者にウソをつく！ 病院検索サイトを運営するQLifeの調査で明らかに（2010/04/01）.
https://medical.nikkeibp.co.jp/leaf/mem/pub/hotnews/int/201004/514723.html（2022年1月27日閲覧）

4） 日経メディカルOnline：医者のウソ，患者のウソ Vol.4 患者の6割は「医師にウソをついたことがある」（2011/04/14）.
https://medical.nikkeibp.co.jp/leaf/mem/pub/cadetto/magazine/1101-t1/201104/519306.html（2022年1月27日閲覧）

5） 大橋恵美，他：医事新報. 2011；4569：1-2.

6） Ikegami A, et al：Int J Med Educ. 2017；8：70-6.

7） Drew T, et al：Psychol Sci. 2013；24(9)：1848-53.

第 9 章

曖昧さと複雑性を主戦場とするジェネラリストの診断方略

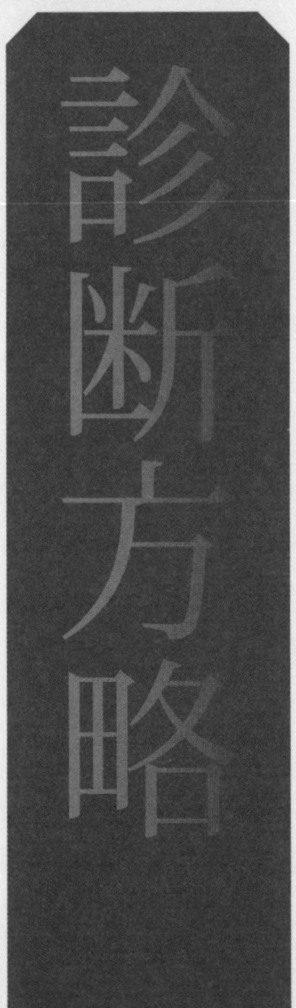

1 曖昧さを確率に変える

第7章，第8章では，日本語の曖昧さ※，すなわち病歴聴取の難しさを解説したが，実はジェネラリストが診療対象とする多くの患者が言葉以上に本質的な曖昧さを抱えている。

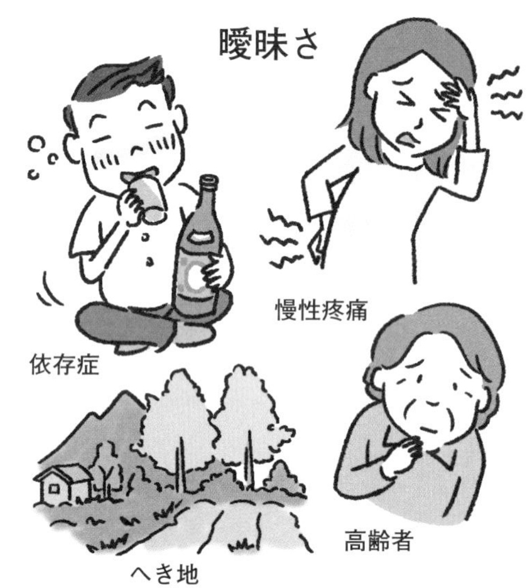

心身が老い衰えた高齢者，依存症，慢性疼痛患者や，医療資源に乏しい地域での診療はジェネラリストに任されることが多い。このような曖昧さに適切に対処できない医師は，不安から過剰検査に走りやすく[1]，燃え尽きやすく[2]，それゆえこれらのハイリスク医療を回避する傾向がある[3)〜5)]。つまり**曖昧さの中での問題の解決能力**こそがジェネラリストの専門性と言える。

※曖昧さ（ambiguity）：しばしば不確実性（uncertainty）と同義に用いられるが，不確実性には（エビデンスのある客観的リスク以外の）主観的リスクを包含する場合があるため[6]，主観的リスクすら計算できない状態を指すambiguityを採用した。

人は曖昧さを回避する本能を持っている。たとえば，ここに2つの壺があるとする（図1）。1つは黒玉と白玉が50個ずつ入った壺A。もう1つはその割合がわからない壺B。白玉を取り出すように命じられたとき，ヒトは黒玉と白玉の混在比がわかっている壺Aを選ぶ傾向がある。数学的にはどちらの壺を選んでも白玉を引く確率は同じだが，ヒトは本能的に曖昧なものを回避するの

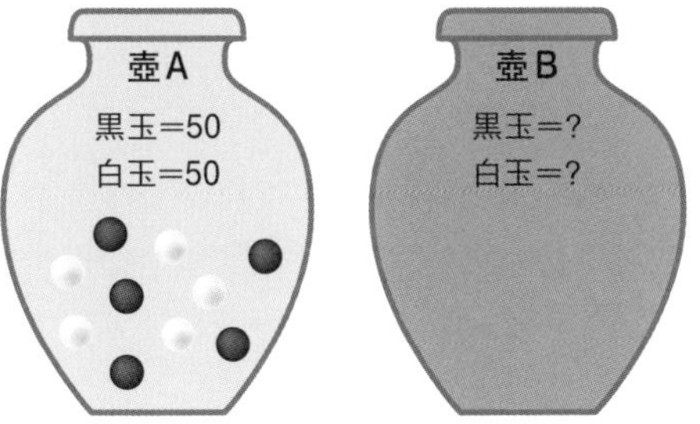

図1 曖昧さ回避

である[7)]。

逆に言えば，曖昧さを不確実ではあっても確率に変えることにより，回避本能を低減しうる。とりあえず数値化することにより，混沌とした状況に薄日が射すのである。この発想で，当教室では開設時より患者をBio-Psycho-Socialモデルで診るだけでなく，症状に関与するそれぞれの割合を概算させるように意識づけている。単に「患者を丸ごと診る」のではなく，「患者をBio，Psycho，Socialに質的，量的に分解しながら丸ごと診る」のである。これにより，混沌とした曖昧さを主観ではあるが数式で表現できる不確実性に昇華することができる。その結果，複数の医療機関を転々とする，さじを投げられたような患者であっても怖れたり，忌み嫌ったりすることなく患者が抱える問題に向き合いやすくなる。

病歴を少し追加した第7章の症例（☞p88参照）でBio-Psycho-Socialモデルを数値化してみよう。

症例 64歳男性：咽頭，四肢，亀頭部が“しんしん”する

8年前からの症状で，明け方に悪化し，日中の症状は軽微。どこに行っても精神病患者扱いされる。デパス®服用中。自ら祈禱師にもすがったが改善なし。家庭内トラブルも加わって自殺念慮あり。症状とそれらの出現部

位を自ら描いた絵を持参した。

患者の一見風変わりな愁訴と描いた絵（☞p88参照）からは統合失調症が想起され，重度の不眠からはうつ病も考えられる。また家庭内に大きなトラブルを抱えており，それが症状を修飾している可能性もあった。あらゆる医療機関で精査を尽くされ，ドクターショッピングを繰り返す心気的な患者を前にしたとき，できれば診たくないという気持ちが湧くのは当然であろう。ただ，このような状況でも数値化を意識すれば診療に対して前向きになり，症状の首座や介入すべき点をイメージできるようになる。

本症例に関して，統合失調症は否定できないものの高齢発症は稀であり，うつ病としても自ら祈禱を受ける積極性は非典型的なので，心因性の割合は4割，家庭内トラブルも日中の症状が軽微である点でせいぜい1割程度の関与と見積もる。そうすると残りの半分は器質的疾患が存在しないと説明できないことになる。

この方略の要点は数値の大小よりも，器質的疾患が存在しているはずという確信である。器質的疾患の存在を確信できさえすれば，あとは段階的な検査リソースの投入と診断的治療により，いつかは正診にたどり着く。

2 引き算診断

ジェネラリストならではの推論方略に引き算診断がある。これはすべての領域のコモンディジーズに精通したジェネラリストだけが用いることができる推論法であり，これによって稀な疾患が知識体系に含まれていないジェネラリストの弱点を補うことができる。稀な疾患をコモンディジーズの引き算であぶりだすのである。

症例 **45歳女性：めまい**

誘因なくグラッとするめまいを主訴に受診。悪心を伴うが，動悸などの随伴症状はない。子ども3人の母子家庭。複数の医療機関で精査を受けるも異常を認めない。ジアゼパムが著効する。

定石に従い有病率の高い疾患を想起する。外来診療で遭遇するめまいの高頻度疾患は，良性発作性頭位めまい症，前庭神経炎，血管迷走神経反射，椎骨脳底動脈循環不全症，不整脈，うつ病，パニック障害，消化管出血，脳血管障害，複合型感覚障害などであろう。まずはこれらのコモンディジーズを想起し，それぞれの蓋然性を検討する。

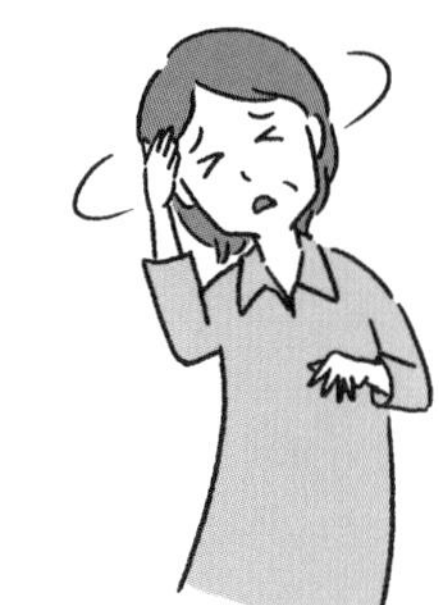

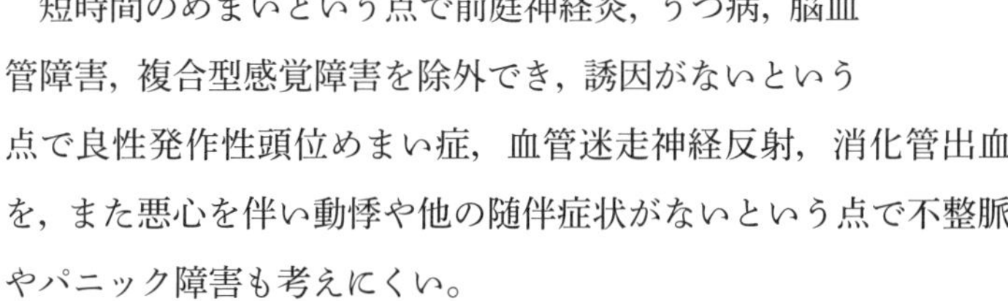

短時間のめまいという点で前庭神経炎，うつ病，脳血管障害，複合型感覚障害を除外でき，誘因がないという点で良性発作性頭位めまい症，血管迷走神経反射，消化管出血を，また悪心を伴い動悸や他の随伴症状がないという点で不整脈やパニック障害も考えにくい。

このように，感度の高い病歴情報を用いた除外診断はジェネラリストが最も得意とする所であるが，初学者はめまいの鑑別アルゴリズムを利用しながら除外診断してもよい（図2）。このアルゴリズムでも誘因のない短時間のめまいを生じる中年患者のコモンディジーズは不整脈とパニック障害に限定され，いずれも該当する随伴症状がないことから可能性を下げることができる。

さて，いずれのコモンディジーズにも相当しないので，稀な疾患またはコモンディジーズの稀なプレゼンテーションと考える。めまいの原因としてはやや稀であり，通常は難聴で発症するが，前庭神経腫瘍は鑑別すべき疾患のひとつである。正常と読影された1年前の頭部CTを見直すと，左の内耳道がわずかに拡大し

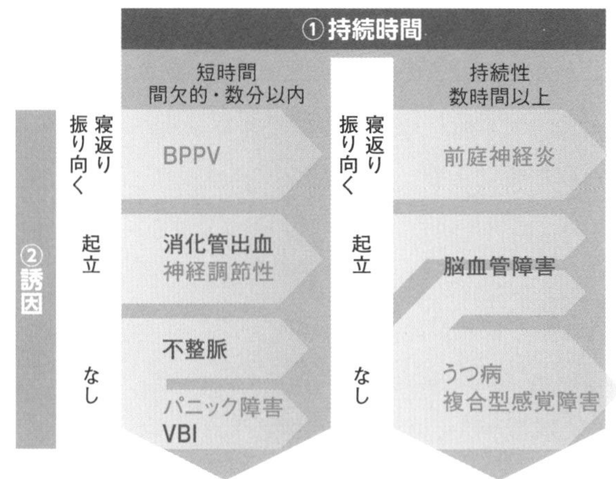

図2　めまいの鑑別アルゴリズム
BPPV：良性発作性頭位めまい症，VBI：椎骨脳底動脈循環不全症

ているように見える（図3）。そこでMRIを施行したところ，左の聴神経腫瘍を確認できた（図4）。

実は本患者が訴えた，非回転性の短時間の体の傾き感は，前庭神経腫瘍の特徴的な症状であるが[8]，このような稀な症候をすべての疾患で覚えるのは現実的でない。しかし，ジェネラリストは

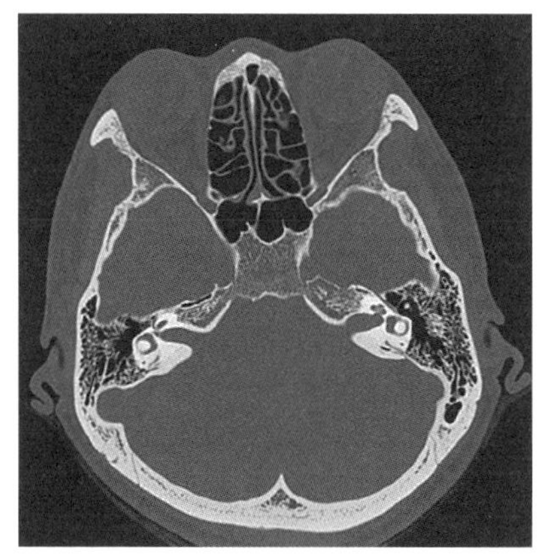

図3　1年前の頭部CT

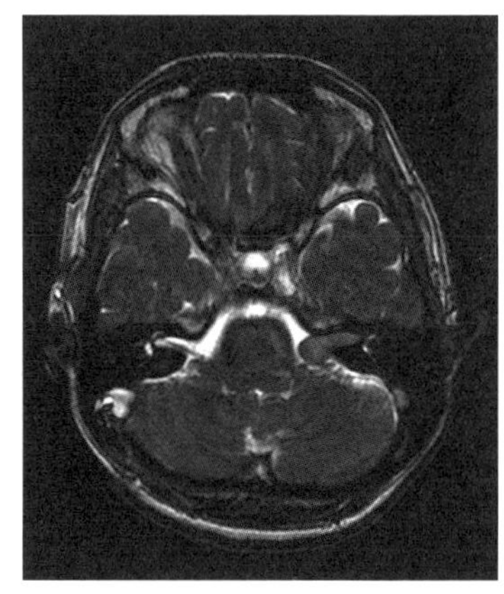

図4　頭部MRI

得意とするコモンディジーズの引き算により，稀な疾患をあぶりだすことができる。このようにコモンディジーズへの精通は医療の効率化だけでなく，稀な疾患の見落としを防ぐ効果も期待できるのである。

ちなみに本症例は抗不安薬であるジアゼパム著効という情報から，ストレス性のめまい症と誤診されていた。しかし，ジアゼパムには前庭機能を抑制する薬理作用があるため，前庭機能の左右差から生じるめまい全般に有効であるし，そもそも抗不安薬による改善は器質的疾患の除外を保証するものではない（☞第6章参照）。

3 比較診断

症例　40歳男性：顔面の皮疹，顔面痛，四肢の筋痛，悪寒，戦慄，高熱[9)]

日帰り冬山登山の翌日より上記症状が急に出現。血液検査で白血球および血清CK上昇を認めたため，皮膚科から紹介。顔面に皮疹を認める（図5）。

冬期の突然発症の発熱からはインフルエンザは外せないが（およその確率90％，以下同），同時に出現した顔面の皮疹は別の病態を考える必要がある。

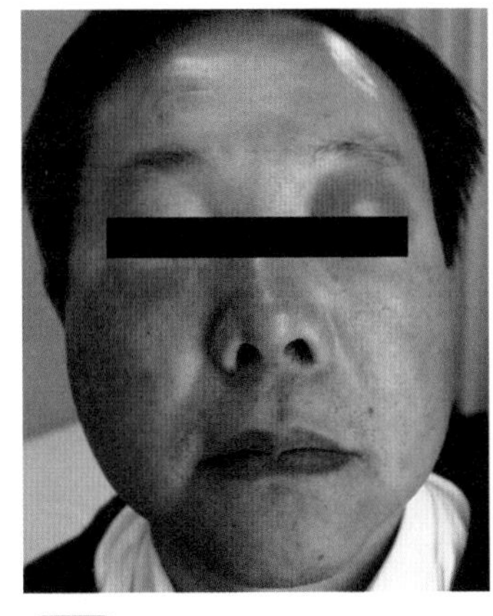

図5　顔面の皮疹

発熱，顔面痛，顔面の発赤からは急性副鼻腔炎が考えられる。しかし，発赤の分布が左上眼瞼というのは副鼻腔の解剖学的位置から説明しにくい（確率10％）。

四肢の筋痛と上眼瞼の皮疹

より急性発症の皮膚筋炎はどうだろうか。これなら血清CK上昇も説明がつく。しかし，ヘリオトロープ疹なら通常両側性であるし，右頬部の皮疹は説明できない（確率10％）。

ならば全身性エリテマトーデスの特徴を併せ持つ，混合性結合組織病はどうか。しかし，さすがに片側ヘリオトロープ疹＋対側蝶形紅斑は無理がある（確率10％）。

冬山での顔面の凍傷はどうか。右頬部と左上眼瞼という分布の凍傷はかなり稀だろう（確率10％）。日焼けは上眼瞼と非対称性の分布が合わない（確率10％）。日帰り登山後のツツガムシ病としては潜伏期が短すぎる（確率10％）。

境界明瞭な浮腫性紅斑と突然発症の悪寒戦慄を伴う発熱から皮膚科疾患である丹毒を考えたいが，これも通常，片側性，局所性であり，また血清CK上昇は説明できない。それがゆえの皮膚科からのコンサルトなのである。

この症例を各専門科にコンサルトしても，おそらく「当科的には問題ない（当科疾患である確率は低い）」という回答になってしまうであろう。一方，ジェネラリストならどう考えるか。ここで鑑別に挙がらなかった稀な疾患の確率を5％以下とし，非典型的ではあるが丹毒の可能性を30％と見積もり，血清CK上昇を登山疲労によるもの（80％）と二元的に考え，この組み合わせの確率を20％強（30％×80％）と見積もった。これは十分に高い確率とは言えないが，他の鑑別を圧倒する確率である。丹毒以外の疾患の可能性はきわめて低いとして皮膚科に戻したところ，患者は抗菌薬治療で速やかに回復した。このケースは専門医がジェネラリストを上手く活用した例と言える。

筆者は確信度が低いケースの診断に関しては，専門医よりもジェネラリストに分があると考えている。疾患初期，非典型例で診断基準を満たさない場合や，複数の疾患が併存しているケースは,「当科の疾患は考えにくい」という各領域からの返信が綴られがちである。このような場合，低確率疾患同士の比較が必要になるが，各領域の専門医が半ば無理矢理はじきだした低い確率を単純に比較するわけにはいかない。確率の絶対値に，それほどの意味はないからである。このような低確率しか得られないケースの診断は，ジェネラリストがそれぞれの病態の存在確率を比較した上で，最も可能性が高いものを選ぶほうが，より確実な診断を下せる場合が多い。

ただし，ジェネラリストにとっても低確率疾患の比較診断は容易ではない。このケースでは，想起できなかった疾患の確率をすべて5%以下に見積もることを推論の前提としているが，ひとつでも検討する領域が抜けていると，そこに存在する高頻度疾患を見逃すことになるからである。Bio-Psycho-Socialにわたって満遍なく，よくある病態をすべて鑑別の俎上に載せる知識とスキルが，比較診断や先に述べた引き算診断に求められるのである。

4 愁訴のグルーピング（多愁訴への対応）

症例 38歳女性：舌，手足の筋肉のぴくつき，子どもの髪にドライヤーを当てづらい，洗濯ばさみで挟みにくい，ペットボトルが開けられない，携帯電話を仰向けで打てない，ドアノブを捻れない，つまずきやすい

半年前より両上肢の脱力が出現。他院神経内科で精査を受け，針筋電図で筋萎縮性側索硬化症（ALS）を疑われるも最終的には否定。その後，上記症状が改善しないため当科へ紹介。

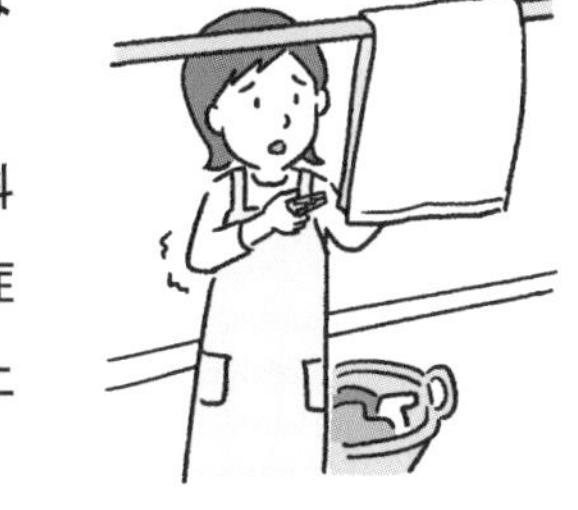

両上肢の脱力から筋電図検査を施行された上でALSではない

と説明を受けてはいるが，実在する症状の原因がわからなければ患者の不安は解消しない。特に特殊検査を受けた後では，やはりALSではないか，という恐怖心に駆られるのは容易に想像できる(☞「予言の自己成就」p71参照)。

では診断は何なのか。この症例のように愁訴が多い場合は，病態や患者解釈を基準に分類(グルーピング)してみるとよい。本患者の愁訴はネット情報などで得られるALS絡みの脱力表現と，この患者に特異的な脱力表現に分類できることに気づく。前者に含まれるのが「舌，手足の筋肉のぴくつき」「ペットボトルが開けられない」「ドアノブを捻れない」「つまずきやすい」であり，後者には「子どもの髪にドライヤーを当てづらい」「洗濯ばさみで挟みにくい」「携帯電話を仰向けで打てない」が相当する。後者の症状を映像化すると，すべて上肢が挙上された状態で生じている。つまり前者はALS恐怖症に基づき脳内でつくりだされた症状で，後者がこの患者の真の症状と考えると胸郭出口症候群が想起される。実際に，この患者は胸郭出口症候群の身体テストの多くが陽性であり，病態説明と生活指導のみで，すべての症状が改善した。

言うまでもなく，この方略は多疾患併存を特徴とする高齢者医療においても威力を発揮する。

5 キーワード削減法(一元的に説明できない複数のキーワードへの対応)

症例 **74歳女性：1カ月前からの高熱**

発熱以外の症状はなく，身体診察でも異常を認めない。一般血液データは正常だが，単核球優位の髄液細胞増多がある。頭部MRIにて左眼窩内に異常信号を伴う占拠性病変を認めた(図6)。

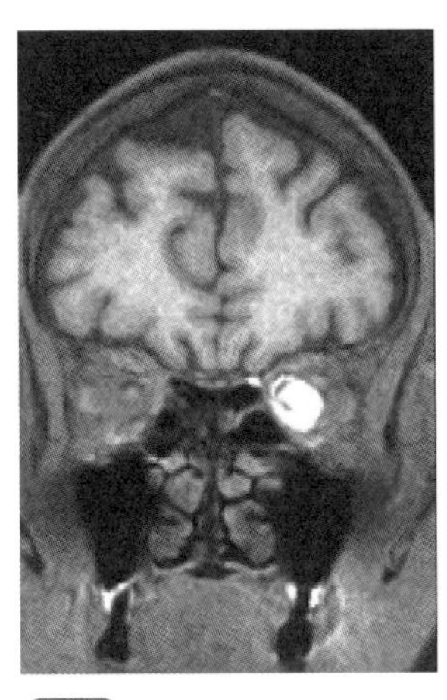

図6 頭部MRI

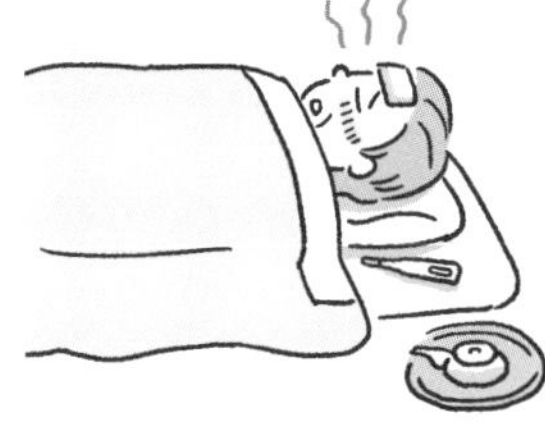

この症例のキーワードは①長期発熱，②片側眼窩内占拠性病変，③単核球優位の髄液細胞増多，となる。これら3つを満たす疾患は想起しがたく，稀な病態のみとなるので，病態想起の邪魔になる情報をキーワードから外してみる。

一般にhigh yieldな情報，すなわち鑑別の絞り込みに有用な情報を残すべきであり，多くの場合，特殊検査はhigh yieldなので，残すべきキーワードは①長期発熱と②片側眼窩内占拠性病変，または②片側眼窩内占拠性病変と③単核球優位の髄液細胞増多となる。

しかし，これらのキーワードを満たす疾患も悪性リンパ腫や特殊な真菌症くらいしかない。そこで残りの組み合わせである①長期発熱と③単核球優位の髄液細胞増多で考えると，すぐに結核性髄膜炎を思いつくが，②片側眼窩内占拠性病変を本当に割愛してよいか再度吟味する。もし眼窩内病変が今回の発熱と同時期，すなわち月単位で発生した病変であれば，視力障害や外眼筋の運動障害が生じるはずである。しかしそれらの症状，所見はみられないので，眼窩内病変は今回の発熱とは無関係に以前から存在した可能性が高い。

これらの推論をもとに抗結核薬の投与を開始したところ，発熱と髄液所見は見事に消失した。後に眼窩内病変は発熱とは無関係の髄膜腫と判明した。

グルーピングするほど多くはないが，すべてのキーワードを一元的に説明できないときは，キーワードを減らした組み合わせで考えてみるのは有効な推論方略である。一般にキーワードを減らすと想起できる疾患が増えるが，多くなりすぎた場合は，別の組み合わせに変えるなど，2，3個以内の疾患に絞り込めるキーワードが理想的である。ちなみに，このキーワードの組み合わせによる疾患想起はコンピュータやネットを利用すると楽にできる。うまく仮説を立てられたら，外したキーワードについて併存疾患による二元的説明を試みる。部分解で安心せず，すべてのキーワードの説明を心掛けなければならない。

COLUMN1 ▶最難関主訴：倦怠感

すべての疾患が倦怠感の原因となるだけでなく，健常人でも身体的・精神的にしばしば経験する生理現象であるがゆえに，疾患特異性や病的意義に乏しく，**多愁訴に倦怠感が含まれる場合は倦怠感以下に列挙された愁訴を非特異的と解釈してスルーする**（キーワードに含めない）方略もあるほどである。しかし主訴が倦怠感のみ，あるいは第一愁訴が倦怠感のケースでは，膨大な鑑別を要する発熱よりもさらに診断のハードルが高くなる。

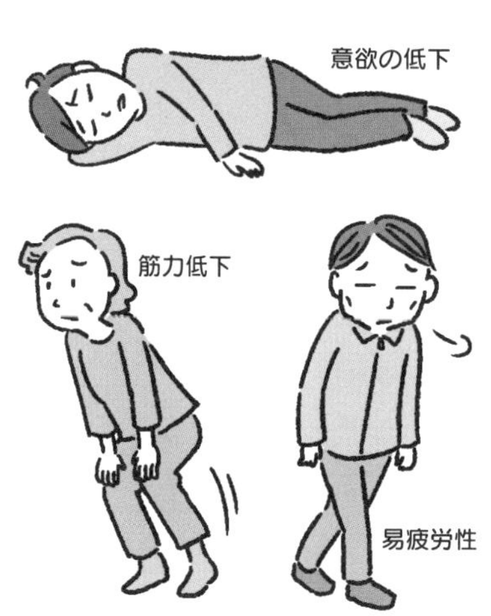

倦怠感は急性であるほど器質性，慢性で罹病期間が長いほど心因性の傾向にあるが，さらなる分類のために，「**意欲の低下**」，「**筋力低下**」，「**易疲労性**」の3つに分けると良い。具体的には，目が覚め

た瞬間からだるいのか，動き出しが辛いのか，労作の維持が難しいのか，を尋ねる。**体動開始時に顕在化する倦怠感は筋力低下**と考えられる。開始は問題ないが，**労作の継続で悪化する場合は易疲労性**を示唆しており，神経筋接合部疾患のほか，心疾患（循環不全），呼吸器疾患（低酸素血症），血液疾患（貧血）を考えるが，感染症，血液悪性疾患や自己免疫疾患を含めて，ほぼすべての器質的疾患がその原因となる。一方，**安静時からの顕著な倦怠感で，体動や労作で明らかな悪化を伴わない場合**は，睡眠時無呼吸症候群や，うつ病による意欲の低下が疑われる。

しかし，長引く器質的疾患は抑うつ状態を惹起するため，これらの特徴が重複した倦怠感も多く，また，曖昧な愁訴になりやすい**副腎不全などの内分泌疾患**や，確定診断のバイオマーカーに乏しい慢性疲労症候群も外せないので，システムレビューから倦怠感以外の症状を手掛かりに鑑別せざるをえない。診断のあたりがつかないまま身体診察や検査に進むことになりうる最難関の愁訴といえよう。

COLUMN2 ▶何でもありのS_2ALT（ダブルソールト）

多数の症候を一元的に説明できないときに覚えておくとよい5つの疾患，すなわち**Sarcoidosis，SLE，AIDS，Lymphoma，Tuberculosis**の頭字語である。ただし**最初に想起すべき疾患としては避けたい**。あらゆる症候を呈しうるがゆえに棄却が難しく，挙がったら診断が終了するまで鑑別として残しておかなければならないからである。これにミミッカー（模倣者）として有名な梅毒（**Syphilis**）を加えS_3ALT（トリプルソールト）としてもよい。全身に塞栓症を引き起こす**感染性心内膜炎**や，神経症状の鑑別に苦慮する場合は**多発性硬化症**がこの群に追

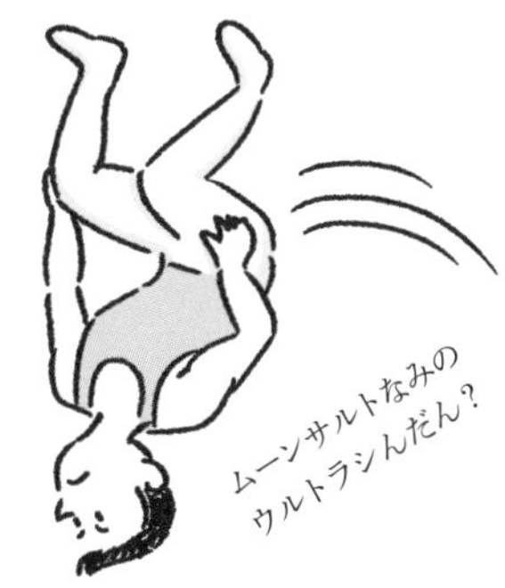

加されうる。

画像診断の世界で，何でもありの疾患としてSALT（Sarcoidosis, AIDS, Lymphoma, Tuberculosis）が知られているが[10)]，これらは症候学的にも多彩であり，同じくなんでもありのSLEを加えてS_2とし，当教室でも最終鑑別疾患の思い出しツールとして利用している。画像診断ではさらに**転移性悪性腫瘍**や**IgG 4関連疾患**もなんでもありの疾患として紹介されており[11)]，これらも併せて覚えておくとよいだろう。

【文献】

1） Allison JJ, et al：Med Decis Making. 1998；18(3)：320-9.

2） Cooke GPE, et al：BMC Med Educ. 2013；13：2.

3） Geller G, et al：Soc Sci Med. 1990；31(5)：619-24.

4） Merrill JM, et al：Med Educ. 1994；28(4)：316-22.

5） Wayne S, et al：Acad Med. 2011；86(7)：877-82.

6） Kozyrkov C：What is Ambiguity Aversion? .
https：//towardsdatascience.com/why-most-of-you-made-an-irrational-decision-aeeac532ef92（2022年1月27日閲覧）

7） Stehouwer N, et al：the Diagnostic Error in Medicine 13th Annual International Conference. 2020/10/19, Virtual.

8） Park JK, et al：Vestibular schwannoma (acoustic neuroma). Loeffler JS, et al ed.：UpToDate. Waltham, MA：UpToDate Inc.
https：//www.uptodate.com/(Accessed on January 27, 2022)

9） 生坂政臣：めざせ！ 外来診療の達人 外来カンファレンスで学ぶ診断推論．第3版．日本医事新報社，2010，p213-5.

10）森 墾：脳・脊髄の連想画像診断．メジカルビュー社，2013，p113.

11）下野太郎：画像診断を考える．第2版．西村一雅，他編．秀潤社，2014．p55-6.

第10章

誤診回避の方略

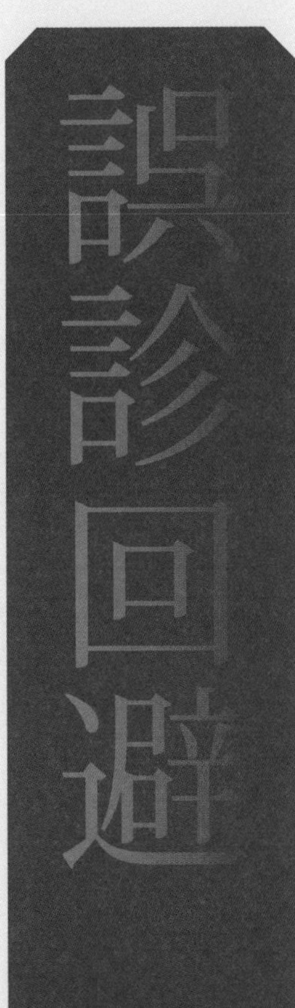

1 プライマリ・ケアで診断にこだわる意義

究極の誤診回避法は診断しないことであるし，実際，わが国の外来診療では患者に積極的に診断名を告げるよりも，「様子をみましょう」という言い回しが定番になっている。これは多くの外来患者が病初期や軽症例であり，時間軸の中で病態を把握するしかないことや，診断にこだわらずに全人的に患者を診るべきという考えの表れかもしれない。しかしながら患者を丸ごと診る診療が大雑把な診療であってはならない。木を見て森を見ずでは困るが，全体を意識しながら細部にもプロフェッショナルとしてこだわる必要がある。

症例　30歳男性：咽頭痛，発熱

2日前の夕方より左咽頭痛を自覚し，翌日に39℃の発熱が出現したため来院。嚥下痛を伴うという。市販の解熱鎮痛薬を服用している。受診時のバイタルサインは体温36.6℃，脈拍116/分，血圧134/81mmHg，呼吸数18/分で，視診上，口腔内に異常を認めない。左前頸部に圧痛を認める。頸部CTは正常範囲であったため，抗菌薬で様子をみる方針とし，患者を帰宅させた。

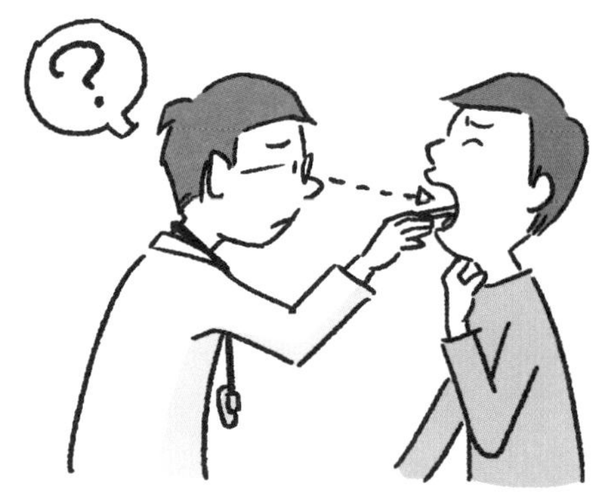

さて，皆さんならどうするだろうか？

嚥下痛を伴う咽頭痛は普通感冒ではないので，咽頭に所見がなければ周辺組織の炎症を考えなければならない。そうすると亜急性甲状腺炎，石灰沈着性頸長筋腱炎，咽後膿瘍，レミエール症候群，急性喉頭蓋炎などの疾患が想起される。頸部CTで異常

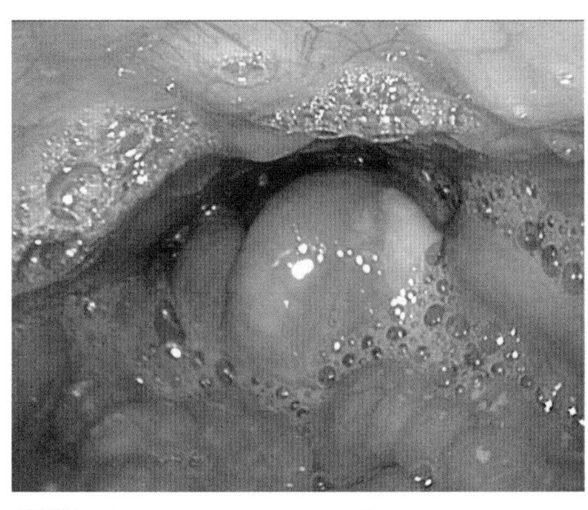

図1 喉頭ファイバースコピー所見
喉頭蓋の腫脹を認める。　（吉川 寛先生ご提供）

を認めなかったとはいえ，緊急性の高い疾患が鑑別に含まれている以上，それらの疾患が否定されるまで患者を帰途につかせるべきではない。翌日，この患者は予定通り再診し，喉頭ファイバースコピーにて急性喉頭蓋炎の診断のもと緊急入院となった（図1）。

確かに急性喉頭蓋炎の特徴である時間単位での悪化，流涎，hot potato voice（こもった声），sniffing position（臭いを嗅ぐ姿勢）などは初診時にみられず，前頸部痛も舌骨の左側に限局する非典型例ではあったものの，急性喉頭蓋炎の可能性を認識していない（言語化していない，診療録に記載していない）とすれば問題である。外来担当医は熟練医であり，重症感がなかったことを理由にいったん帰宅させているが，急性喉頭蓋炎は突然の窒息死をきたしうる重篤かつ緊急性の高い疾患であり，初学者には決して勧められない対応である。

2 診断名を告知する意義

プライマリ・ケアの現場で診る疾患の大半が自然軽快する良性

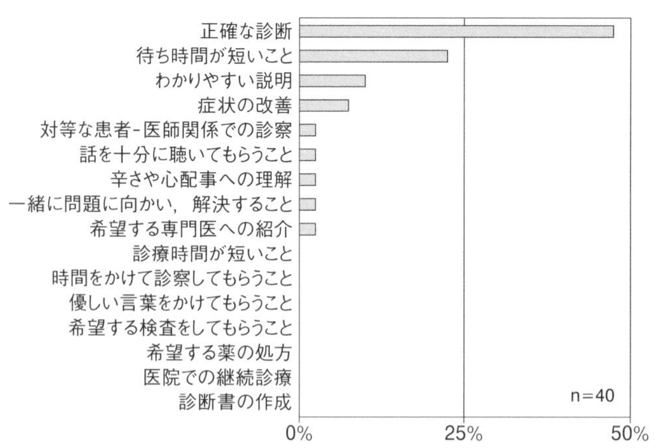

図2 診療所の初診患者が最も望んでいること（文献1より作成）

疾患であり，急性喉頭蓋炎のような重篤な疾患は稀であるが，それでもその時点で考えられる最も可能性の高い疾患を患者に告げるようにしたい。患者へのアンケート調査でも，施設の規模の大小を問わず初診患者が最も望む診療は「正確な診断」であり，傾聴，対等な患者-医師関係，辛さの理解，優しい言葉かけ，わかりやすい説明などの共感項目を圧倒的に上回るニーズであることを確認した（図2）[1]。

そもそも（暫定）診断名を告げるという行為は推論プロセスの言語化に他ならず，自身の推論の整合性を確認する絶好の機会となる。私自身，診断の説明の過程で自分の推論の矛盾に気づいて修正したり，新たな疾患仮説が浮かぶことをしばしば経験している。

また診断説明時の患者の反応をみることにより，診断プロセス全体の適否を確認できる。患者が大いに納得すれば，患者の言葉を正しく解釈できている証になるし，解釈に誤りがあれば患者から指摘してもらえるかもしれない。以前，当教室のスタッフが原因不明の発熱について可能性のある疾患を外来で説明していたところ，患者が「ところで先生，私の頭は大丈夫かい？」との質問に，「確かに」と思い直し，髄膜炎の見逃しを回避できたケースがある。ヒトは間違いを犯す生き物であり，どんな熟練医でも誤診から逃れることはできない。米国で誤診を研究する学会であるSIDM※では近年，To err is humanを前提とし，診断プロセスに看護師，薬剤師はもちろんのこと，初期から患者や家族を巻き込み，多くの目で診断プロセスをチェックすることによって，スイスチーズモデルの穴をすり抜けるエラーを最小限にする運動に取り組んでいる。

※SIDM: Society to Improve Diagnosis in Medicine

3 二重プロセス理論（図3）

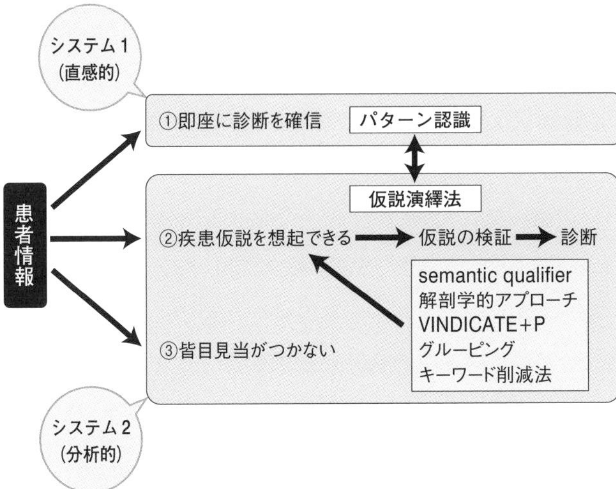

図3 二重プロセス理論

診断を意識した診療は，①確信のある疾患を即座に思いつく，②自信はないが疾患名を想起できる，③何も思い浮かばない，のいずれかに分類される。認知心理学では，①の認知プロセスをパターン認識やシステム1（直感的）と呼ぶのに対し，②，③のプロセスをシステム2（分析的）と称する。さらに同じシステム2でも，②の仮説演繹法では浮かんだ仮説の検証作業だけですむのに対し，③では無から仮説を生み出すための方略が必要となるため，認知負荷は著しく増加する。

実際の臨床では，帯状疱疹でみられるような特徴的な視診所見での直感診断を除けば，システム1と2を行き来しながらの推論が中心となる。すなわちパターン認識と疾患スクリプトに照らし合わせた迅速な分析を繰り返しながらの診断である。たとえば，若い女性の頭痛に対して片頭痛を想起しつつ，その疾患スクリプトである前兆，悪心，光過敏，体動での悪化の有無を確認する，というようなプロセスである。

このように熟練医はシステム1や，システム2でも認知負荷の軽い仮説演繹法で処理するため，患者全体を見渡す余裕を持てるが，早期閉鎖には注意が必要である。一方，初学者は疾患知識はあっても，情報収集とその統合スキルが未熟であるため，推論の起点となる疾患想起のハードルが高い。したがってシステム2でも認知負荷が大きい③の推論方略が必要となる。一般にシステム2の発動には“鍵となる情報が5つ以下”や“熟考の時間”などが必要条件となり[2)]，情報量が多い症例や多忙な現場では適切に機能しない。それゆえ，初学者には比較的単純な症例を担当させるほか，カンファレンスでも情報を小出しにしつつ推論させるなど，情報過多に陥らないための工夫が必要である。

4 早期閉鎖を回避するための6マイクロスキル

さて実臨床で最も頻繁に用いられる前述②の仮説演繹法を言

語化してみよう。当教室では多忙な外来でも施行可能な6マイクロスキル(☞コラム1「6マイクロスキル(Six Microskills)」p126参照)を用いて指導しているが，その前半部分が仮説演繹法に相当する認知プロセスと，それに伴う早期閉鎖回避の方略を言語化したものである。

ステップ1：診断名(や病態)をなるべく早期(問診票の段階から)に想起する。複数の疾患が想起される場合でも，その時点で最も可能性が高い疾患仮説を選ぶ。

ステップ2：順次得られる患者情報(通常病歴)から仮説の妥当性を検証する。

ステップ3：想起した疾患に合わないところや矛盾点を探す。矛盾点が見つかった場合は疾患仮説を棄却し，別の疾患仮説を立ててステップ2以降を繰り返す。

矛盾点の確認作業により早期閉鎖による誤診の低減を期待できるが，**“矛盾点”と“説明できない点”は異なる**，ということに注意しなければならない。矛盾点とは想起した疾患や病態と相容れない情報であり，併存疾患がないという前提での“説明できない点”とは根本的に異なる。たとえば全身痛と月経困難を訴える38歳女性患者に対して，リウマチ性多発筋痛症を想起したとする。このとき学習者は，矛盾点として月経困難を指摘するかもしれないが，38歳女性が全身痛とは別の病態として月経困難症を有することは稀ではなく，二元的には説明できる。矛盾点とは想起した疾患と相容れない情報であり，この症例では38歳という年齢になる。リウマチ性多発筋痛症は高齢者の疾患であり，「高齢」は本疾患に感度ほぼ100%の情報だからである。つまり矛盾点は「除外に必要な感度の高い情報」と言い換えることができ，病歴はそのような情報の宝庫である。

5 6マイクロスキルのピットフォール

症例 30歳男性：発熱，皮疹 [3)]

3カ月前に発熱，全身の皮疹と頸部のしこりを自覚し，2週ほどで改善したが，その後も微熱と倦怠感が持続したために受診。身体所見で全身に散在する小紅斑を認めた（図4）。一般血液・生化学検査での異常所見は，WBC 15200／μL（好中球24.0%，リンパ球68.0%，異型リンパ球4.0%），AST 165U/L，ALT 264U/L，ALP 1661U/L。

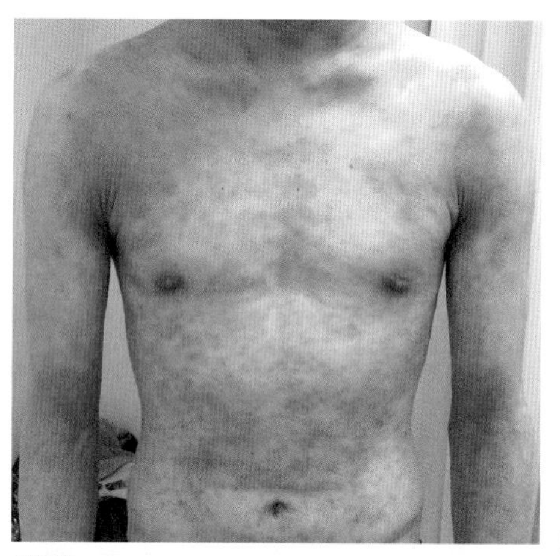

図4 散在する小紅斑

中年男性の発熱，頸部リンパ節腫脹，皮疹，および異型リンパ球と肝機能障害からEBウイルスやサイトメガロウイルス感染症を想起したが，同様の症候を呈する急性HIV感染症を含めて検査を行ったところ，HIV抗体陽性を確認できたことで満足してしまった症例である。疾患を発見して推論を終了してしまうsearch satisfying（意訳：めでたしめでたし）に陥ると，他の異状が見えなくなるため，6マイクロスキルでも矛盾点をあぶり出せない。実は本症例の皮疹は体幹だけでなく手掌足底にもみられた。これはバラ疹，すなわち梅毒の合併を考えなければならないし，そもそも性感染症では重複感染を前提とすべきである。

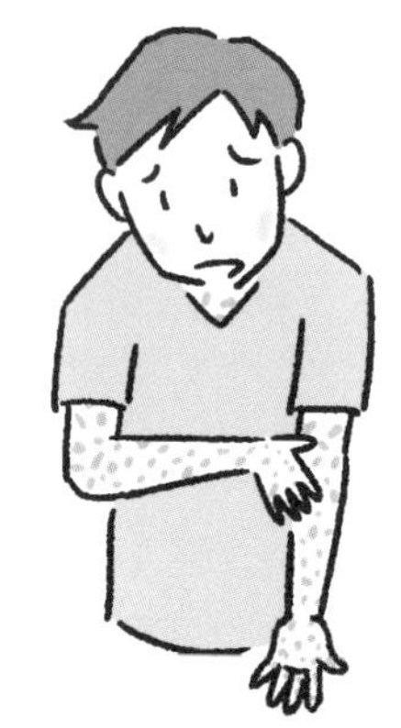

読影でもひとつの所見を発見して，それに満足してしまい，別の病変を見逃してしまうことがある。発熱・咳嗽で受診した高齢

者の胸部X線写真で肺野浸潤影の存在から肺炎の診断に満足し，鎖骨が1本，溶けてなくなっていることに気づかれなかった症例を思い出す。肺癌からの骨転移であった。6マイクロスキルを使って矛盾点がみつからない典型例でも，高頻度の合併疾患には注意を要する。

6 ヒューリスティックバイアス

生活の大半の判断を直感（システム1），すなわちヒューリスティックで無意識に行っているように，診断においても熟練医はもちろん，初学者もヒューリスティックを頻用している。たとえば急性発熱患者をみて感染症を想起する場合，白血球が体内に侵入した細菌に反応してサイトカインを分泌し，それが血液脳関門を通過するためのプロスタグランジンを誘導して視床下部の発熱中枢を刺激し，筋肉と皮膚血管の収縮を惹起して体温を上昇せしめる，という病態生理をいちいち考えることはない。この“手抜き”は思考を進めるために必要なヒューリスティックであり，不幸にして細菌とは無関係の「うつ熱」が原因だった場合に，結果として思い込みが誤診の原因，すなわちヒューリスティクバイアスと判断されるだけである。つまり，数多あるいずれのバイアスもそれらは効率的推論に必須のヒューリスティックと表裏一体の関係にあるため，確実な回避方法はない。

とはいえ，直感に基づく誤診のたびに，その理由をヒューリスティックバイアスの特性で分類することは，メタ認知レベルで同様のバイアスを回避する効果があるかもしれない。その場合でも，一般にスキルは類似した領域ほど転移（応用）させやすく，大きく異なる領域への転移は難しいため[4)]，様々なシナリオでのヒューリスティックバイアスの振り返りが必要となる。

最も頻度が高いのが，利用しやすさのバイアス（availability heuristic bias）であろう。最近経験した，見聞きした，あるいは痛い目に遭った疾患は，低頻度であっても想起されやすい。得意分野からの疾患を，確率を無視して優先させてしまうspecialist biasも利用しやすさのバイアスに含まれる。診断推論では，得意分野を持つことがバイアスの原因となりうることに留意する[5)]。

代表性ヒューリスティックバイアス（representative heuristic bias）は，典型例の特徴を持つ疾患の有病率を不当に高く見積もる“早合点”である。診療設定や患者背景によって有病率が異なる疾患で生じやすい。たとえば，発熱を伴う右季肋部痛を訴える若年女性をみて，急性胆嚢炎を想起してしまうのは，このバイアスである。胆石の有病率が低い若年女性では肝周囲炎のほうが，より適切な仮説であることが多い。

係留と調整のバイアス（anchoring & adjustment heuristic bias）は，最初に想起された疾患が基準（係留）となり，鑑別（調整）がその疾患，ないしその周辺疾患に偏る傾向である。合わない点があれば，まったく異なる領域からの鑑別を意識しなければならない。

いずれのヒューリスティクスも，いったん思い込んでしまうと想起した疾患に都合が良い情報ばかり採用し，合わない情報は目に入らなくなったり，過小評価してしまう確証バイアスにつながることに注意する。

COLUMN1 ▶ 6マイクロスキル（Six Microskills）

早い段階での疾患想起が診断に有利（☞第１章参照）だとされる一方で，推論の早期閉鎖による誤診には最大限の注意を払わなければならない。その指導方略のひとつとして，当教室では6マイクロスキルを利用している。これは，学習者に①診断名と②その根拠を言わせ，③褒めて④誤りを正し，最後に⑤一般事項を解説するという広く知られた5マイクロスキル(five microskills)[6]の②のあとに矛盾点を言わせて，全体を6つのスキルとする方略である[7]。

VINDICATE+Pなどの鑑別診断を網羅する徹底検証法とは異なり，5マイクロスキルはあえて最も可能性の高い疾患に絞った検討であるため，**短時間で遂行できるが，早期閉鎖に陥るリスクも**高い。その対処法として，②で学習者に**診断根拠を言わせたあとに，矛盾点を確認させるステップを加える**のである。

診察を終えた学習者の症例プレゼンテーションを聞いたあとに，次の6つのステップからなる指導に入る。

ステップ1▶診断名を尋ねる

まず最も考えられる疾患を学習者に尋ねる。

ステップ2▶診断根拠を尋ねる

診断根拠を聞くと学習者のレベルを把握できるので，以降のステップについて学習者のニーズに合わせた指導が可能となる。

ステップ3▶合わないところ，できれば矛盾点を言わせる

矛盾点が見つかった場合は，その疾患仮説を棄却し，次の仮説を立てさせる。矛盾点でなく，その仮説疾患では説明できないだけであれば，可能性のある合併疾患を挙げさせる。

ステップ4▶良い点を褒める

良かった点を具体的に示し，そのプロセスが強化されるように仕向ける。

ステップ5▶誤りを正す

誤りは婉曲表現よりも端的に示したほうがよい。

ステップ6▶一般論を示す

学習者のレベルに合わせた疾患スクリプトやピットフォールを示す。

ステップ1～3で学習者をその症例にコミットさせ，ステップ4～6で指導を行うが，ステップ4で誤りを正し，最後に褒めるほうが流れが良いこともある。

COLUMN2 ▶診断推論は知識かスキルか

医師国家試験受験直後の研修医の診断能力が高くないことからわかるように，診断推論は知識とスキルの両者を必要とするが，**誤診の観点からは，知識よりもそれらの解釈や疾患仮説生成のほうが圧倒的に重要**である。内科医による誤診例を分析した研究では，知識不足による誤診はわずか3%であり，情報収集の不備が14%で，大半（83%）は疾患仮説生成の誤りであった[8)]。診断推論における知識とスキルが何を指すかの議論は別として，少なくとも座学，書物，講義だけでは誤診を回避することはできない。

米国の風刺漫画家Gary Larsonの“The Far Side” に有名な1コマがある。雲の裂け目に山羊がいて，飛行機のコクピットからそれを見た操縦士の1人が「雲の裂け目に山羊がいる！」と叫ぶシーンだ（What's a mountain goat doing way up here in a cloud bank?）。この操縦士の言っていることは，その通りなのだが，解釈が間違っている。これはまさに山腹に突っ込みつつある緊急事態なので，「機首を上げろ！」と叫ぶべきなのである。知識，情報収集が完璧でも解釈を間違うと，悲惨な結末を迎える例として紹介した。

実臨床でも身体所見，画像，心電図など，同じ所見を見ながら，医師の熟練度や想起している疾患によってまったく異なる解釈に至ることはよく知られている。病歴は日本語なので誰が聞いても大差ないと思われがちであるが，研修医のプレゼンテーションと，患者から直接聞く病歴が大きく異なることは稀ではない。熟練医は患者の言葉を額面通り受け取るのではなく，発声の様子や表情，ボディランゲージなどの非言語情報を取り入れながら，情報の重みづけを変えるため，同じ病歴でも抽出するキーワード，ひいてはゲシュタルトが別物になる。診断推論には経験やスキルが重要なのである。

もちろん，パターン認識で瞬時に診断できる典型例に推論スキルは不要だが，**知識だけで診断できるこれらの仕事は，早晩，AIに取って代わられる**だろう。これからの医師は，多疾患併存や心理社会倫理が深く関与している複雑なケースの問題解決にシフトしていくことが予想される。診断推論スキルはさらに重要になるであろう。

【文献】

1) 舩越 拓，他：総合外来における患者のニーズ調査．2009年プライマリ・ケア関連学会連合学術会議．2009/08/22，京都．
2) EJFM Custers：Acad Med. 2013；88(8)：1074-80.
3) 吉川 寛，他：医事新報．2020；5028：1-2.
4) 松下佳代：京都大学高等教育研究．2019；25：67-90.
5) Hashem A, et al：J Biomed Inform. 2003；36(1-2)：61-9.
6) Neher JO, et al：J Am Board Fam Pract. 1992；5(4)：419-24.
7) 生坂政臣：日プライマリケア連会誌．2014；37(2)：154-5.
8) Graber ML, et al：Arch Intern Med. 2005；165(13)：1493-9.

おわりに

本書では，第1章で直感診断とその修正の繰り返しによる疾患スクリプトの洗練について述べ，第2章以降で直感診断を支えるための，診断スキルの暗黙知を言語化したいくつかの推論方略を紹介した。もちろん方略だけでは診断できないので，推論は具体的な症例とセットでトレーニングしなければならないが，その際，方略の転移を意識することにより，使われる文脈が近い領域での未知の疾患だけでなく，文脈が遠い異なる領域への応用も試してもらいたい。知識取得が容易となったネット社会では，転移可能なスキルさえ身につけていれば，未経験の領域でも熟練者のような診断能力を発揮できるようになるかもしれない。

最後に，原因不明の症状で苦しむ患者の笑顔を取り戻すために日夜奮闘し，この書籍の礎となる数々の気付きを与えてくれた教室員に心からの敬意と感謝の意を表したい。

欧文索引

和文索引

ち

て

と

な

に

の

は

ひ

ふ

へ

ほ

著者プロフィール

生坂政臣（いくさか まさとみ）

千葉大学医学部附属病院総合診療科教授

【略歴】

1985年　鳥取大学医学部卒業
1989年　東京女子医科大学大学院博士課程（神経内科）修了
1993年　アイオワ大学家庭医療学レジデント修了
1999年　聖マリアンナ医科大学総合診療内科講師
2002年　生坂医院副院長
2003年より現職

直感で始める診断推論
向上のための誤診を恐れるな！

定価（本体3,000円＋税）

2022年3月22日　第1版

著　者　生坂政臣
発行者　梅澤俊彦
発行所　日本医事新報社　*www.jmedj.co.jp*
〒101-8718　東京都千代田区神田駿河台2-9
電話（販売）03-3292-1555
（編集）03-3292-1557
振替口座　00100-3-25171
印　刷　ラン印刷社

ISBN978-4-7849-6343-0 C3047 ¥3000E

電子版のご利用方法

巻末の袋とじに記載されたシリアルナンバーで，本書の電子版を利用することができます。

手順①：日本医事新報社Webサイトにて会員登録（無料）をお願い致します。
（既に会員登録をしている方は手順②へ）

日本医事新報社Webサイトの「Web医事新報かんたん登録ガイド」でより詳細な手順をご覧頂けます。
www.jmedj.co.jp/files/news/20180702_guide.pdf

手順②：登録後「マイページ」に移動してください。
www.jmedj.co.jp/mypage/

「マイページ」

マイページ中段の「電子コンテンツ」より
電子版を利用したい書籍を選び，
右にある「SN登録・確認」ボタン（赤いボタン）をクリック

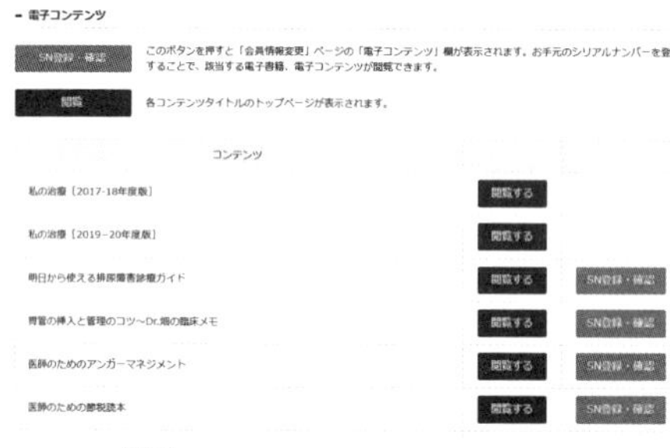

表示された「電子コンテンツ」欄の該当する書名の右枠にシリアルナンバーを入力

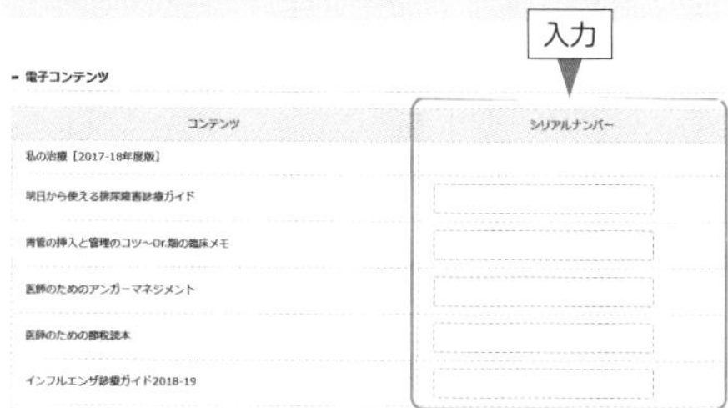

下部の「確認画面へ」をクリック

「変更する」をクリック

会員登録（無料）の手順

1 日本医事新報社Webサイト（www.jmedj.co.jp）右上の「会員登録」をクリックしてください。

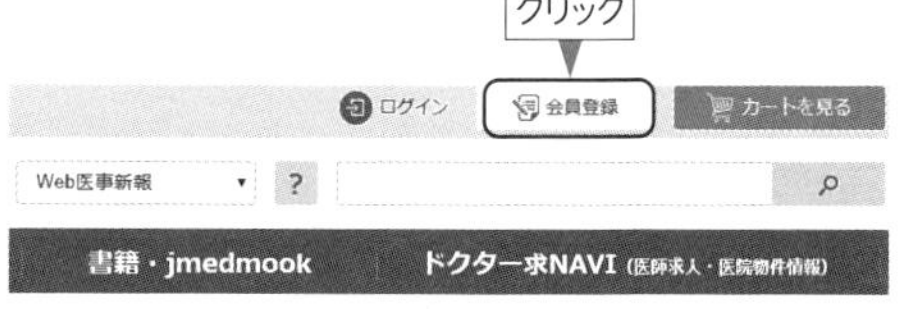

2 サイト利用規約をご確認の上（1）「同意する」にチェックを入れ，（2）「会員登録する」をクリックしてください。

3（1）ご登録用のメールアドレスを入力し，（2）「送信」をクリックしてください。登録したメールアドレスに確認メールが届きます。

4 確認メールに示されたURL（Webサイトのアドレス）をクリックしてください。

5 会員本登録の画面が開きますので，新規の方は一番下の「会員登録」をクリックしてください。

トップ ＞ サービス紹介 ＞ 会員本登録

会員本登録

冊子版の定期購読をご契約中の方は、冊子をお届けする際の封筒のラベルを参考に会員登録をお願いいたします。
②「法人名・病院名」③「契約者名」についてはどちらか一方をスペースなしでご入力ください。
会員番号がご不明な場合は、お問い合わせフォームよりご連絡をお願いいたします。

- 入力内容について（ラベル見本）
- 会員種別について

- 直接契約会員（日本医事新報社と前金制定期購読をご契約中で、雑誌送付宛名ラベルに会員番号が記載されている方）

郵便番号（半角数字） 必須
法人名・病院名
契約者名 姓 名
会員番号（半角数字） 必須

会員登録

- 書店契約会員（書店様と直接、前金制定期購読をご契約中で、雑誌送付宛名ラベルに会員番号が記載されている方）

郵便番号（半角数字） 必須
法人名・病院名
契約者名 姓 名
会員番号（半角数字） 必須

会員登録

- 新規のご登録はこちら（定期購読していない方）

会員登録 ◀ 新規の方はこちらをクリック

6 会員情報入力の画面が開きますので，（1）必要事項を入力し（2）「（サイト利用規約に）同意する」にチェックを入れ，（3）「確認画面へ」をクリックしてください。

7 会員情報確認の画面で入力した情報に誤りがないかご確認の上，「登録する」をクリックしてください。